U0333342

中国医学临床百家

孙爱军　李　雷／主编

子宫腺肌病
2017 观点

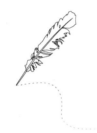

科学技术文献出版社
SCIENTIFIC AND TECHNICAL DOCUMENTATION PRESS

·北京·

图书在版编目（CIP）数据

子宫腺肌病2017观点 / 孙爱军，李雷主编. —北京：科学技术文献出版社，2017. 9（2019. 1重印）

ISBN 978-7-5189-3190-3

Ⅰ.①子…　Ⅱ.①孙…　②李…　Ⅲ.①子宫疾病—诊疗　Ⅳ.①R711.74

中国版本图书馆CIP数据核字（2017）第188060号

子宫腺肌病2017观点

策划编辑: 袁婴婴　责任编辑: 巨娟梅　袁婴婴　责任校对: 文　浩　责任出版: 张志平

出　版　者	科学技术文献出版社	
地　　　址	北京市复兴路15号　　邮编　100038	
编　务　部	（010）58882938，58882087（传真）	
发　行　部	（010）58882868，58882870（传真）	
邮　购　部	（010）58882873	
官　方　网　址	www.stdp.com.cn	
发　行　者	科学技术文献出版社发行　全国各地新华书店经销	
印　刷　者	北京虎彩文化传播有限公司	
版　　　次	2017年9月第1版　2019年1月第3次印刷	
开　　　本	710×1000　1/16	
字　　　数	108千	
印　　　张	12.25　彩插2面	
书　　　号	ISBN 978-7-5189-3190-3	
定　　　价	98.00元	

编委会

中国医学临床百家总序

Foreword

韩启德

欧洲文艺复兴后，以维萨利发表《人体构造》为标志，现代医学不断发展，特别是从 19 世纪末开始，随着科学技术成果大量应用于医学，现代医学发展日新月异，发生了根本性的变化。

在过去的一个世纪里，我国现代化进程加快，现代医学也急起直追。但由于启程晚，经济社会发展落后，在相当长的时期里，我国的现代医学远远落后于发达国家。记得 20世纪 50 年代，我虽然生活在上海这个最发达的城市里，但是母亲做子宫切除术还要到全市最高级的医院才能完成；我患猩红热继发严重风湿性心包炎，只在最严重昏迷时用过一点青霉素。20世纪60—70年代，我从上海第一医学院毕业后到陕西农村基层工作，在很多时候还只能靠"一根针，一把草"治病。但是改革开放仅仅30多年，我国现代医学的发展水平已经接近发达国家。可以说，世界上所有先进的诊疗方法，中国的医生都能做，有的还做得更好。更为可喜的是，近年来我国医学界开始取得越来越多的原创性成果，在某些点上已经处于世界领先地位。中国医生已经不再盲从发达国家的疾病诊疗指南，而能根据我们自己的经验和发现，根据我国自己的实际情况制定临床标准和规范。我们越来越有自己的东西了。

要把我们"自己的东西"扩展开来，要获得越来越多"自己的东西"，就必须加强学术交流。我们一直非常重视与国外的学术交流，第一时间掌握国外学术动向，越来越多地参与国际学术会议，有了"自己的东西"也总是要在国外著名刊物去发表。但与此同时，我们更需要重视国内的学术交流，第一时间把自己的创新成果和可贵的经验传播给国内同行，不仅为加强学术互动，促进学术发展，更为学术成果的推广和应用，推动我国医学事业发展。

我国医学发展很不平衡，经济发达地区与落后地区之间差别巨大，先进医疗技术往往只有在大城市、大医院才能开展。在这种情况下，更需要采取有效方式，把现代医学的最新进展以及我国自己的研究成果和先进经验广泛传播开去。

基于以上考虑，科学技术文献出版社精心策划出版《中国医学临床百家》丛书。每本书涵盖一种或一类疾病，由该疾病领域领军专家撰写，重点介绍学术发展历史和最新研究进展，并提供具体临床实践指导。临床疾病上千种，丛书拟以每年百种以上规模持续出版，高时效性地整体展示我国临床研究和实践的最高水平，不能不说是一个重大和艰难的任务。

我浏览了丛书中已经完稿的几本书，感觉都写得很好，既全面阐述有关疾病的基本知识及其来龙去脉，又介绍疾病的最新进展，包括笔者本人及其团队的创新性观点和临床经验，学风严谨，内容深入浅出。相信每一本都保持这样质量的书定会受到医学界的欢迎，成为我国又一项成功的优秀出版工程。

《中国医学临床百家》丛书出版工程的启动，是我国现代医学百年进步的标志，也必将对我国临床医学发展起到积极的推动作用。衷心希望《中国医学临床百家》丛书的出版取得圆满成功！

是为序。

自序
Foreword

在妇科良性疾病中,没有哪种疾病能够像子宫腺肌病(腺肌病)这样神秘的,无论是病因学、诊断学还是治疗学,都存在着无数谜团和争议。甚至子宫腺肌病是不是子宫内膜异位症的一种,都没有彻底研究清楚。面对千变万化的症状和体征,需要考虑千差万别的鉴别诊断,从千姿百态的治疗中为患者提供个体化管理,真是难煞妇科医生了。但这样的努力是值得的,而且越是困难,越是有趣。经过这么多年临床和基础的探索、实践,我们至少在以下几个方面对子宫腺肌病取得了重要突破:①确立了超声与核磁共振对子宫腺肌病的诊断标准;②确定了辅助生育对于有生育要求的子宫腺肌病女性的重要价值；③确证了新型药物、药具和治疗方案治疗子宫腺肌病的作用；④确保了对子宫腺肌病的保守手术类型进行了大致的区分。

尽管成就看来巨大，形势似乎也十分喜人，但我们解决的问题远不如我们未能解决的问题多，更别说那些我们还不了解的问题。就以上四个方面而言：

1. 诊断标准的确立取决于病因学的确立，但是有关病因学的争论仍然分化激烈，莫衷一是，每家每派都有自己的证据，而这些证据似乎都不是足够充分的。从编者的角度而言，更倾向于"子宫腺肌病就是一种子宫内膜异位症"，服从"在位内膜决定论"的原理。当然，我们也抱着足够开放的态度和兴趣关注其他学说及其证据。

2. 子宫腺肌病对生育的影响以及生育对于子宫腺肌病的影响，也是一个"先有蛋再有鸡，还是先有鸡再有蛋"的有趣讨论。那么，哪些情况适合辅助生育，适合哪种辅助生育，手术在辅助生育中的地位和作用又是如何？这些都是没有现成答案的未解之谜。如果不能确立相应的概念和规范，解密应当十分困难。

3.无论哪一种治疗，新方法或老方法，激进的介入方案或和缓的药物治疗，对于子宫腺肌病症状学和生育的影响迄今也没有恰当的数据和合理的解释。这也是进行患者咨询和决策的巨大困惑——对医生，对患者，都是如此。其源头，也在于没有明确的标准和规范，混杂因素多，选择偏倚大。

4.尽管有了子宫腺肌病手术的分类，但是对于大部分中间地带的情况，还缺少有价值的信息。这些信息事关治疗的成功率、生育的实现率以及患者的满意度，是我们目前最迫切需要的资料。也许我们做了很多子宫腺肌病的手术，但如果不能从这些手术中汲取经验和规范，我们的手术为患者提供的福利也是没有界定的。

问题繁多，挑战复杂，但迄今为止，国外尚没有一份有关子宫腺肌病诊治的指南或共识。中华医学会妇产科学分会在 2015 年发布的《子宫内膜异位症的诊治指南》中，终于给子宫腺肌病留了一段比较简洁的阐述。不过，距离上述问题的解决，似乎还有很大的距离。

会当凌绝顶，一览众山小。我们搜集目前最新的证据，编辑成本书。当然不敢说已登绝顶，只是诚挚地希望将子宫腺肌病基础和最新的临床资料与各位同道分享并讨论，推动这"谜"一样的疾病向前发展，从而更好地服务于我们的患者，光辉我们的事业。

孙爱军　李　雷

前言

子宫腺肌病是充满迷思的常见病、疑难病。在科学技术文献出版社的支持下，我们召集了来自全国各地的青年专家，对该疾病常见问题的各种证据进行了总结和分析，汇集成册。尽管子宫腺肌病研究进展相对缓慢，我们还是尽可能地把相关问题做了比较充分的阐述和探讨，诚恳地请同行专家指正、批判。

子宫腺肌病的研究离不开大规模队列研究的成果，离不开大数据的总结分析。对此，某个中心、某个个人的力量可能是不够充分的。我们完成此书之后，立即着手开展"子宫腺肌病协作网络（cooperative adenomyosis network，CAN）"的网络数据库工作，希望借助这个开放、合作与精准的平台为妇产科同道对子宫腺肌病的工作提供一种利器，开辟一条道路，创造一种局面，从而慢慢化解子宫腺肌病的迷思，让我们慢慢窥见它的神秘面貌。

路漫漫其修远兮，子宫腺肌病的相关工作还很多。我们热烈地希望从这本书开始，团结在一起，对类似的常见病、疑难病展开诚挚的协作，更好地服务于我们的患者。

孙爱军

目 录
Contents

子宫腺肌病发病机制仍不清楚，充满了矛盾和假说

子宫腺肌病（adenomyosis，AM）是常见的妇科良性疾病，发病率为 8%～62%。子宫腺肌病是指具有生长功能的子宫内膜（包括子宫内膜间质和腺体）侵入子宫肌层生长而产生的病变。异位的子宫内膜可在子宫肌层内弥漫性生长，也可呈局限性增生。由于子宫内膜弥散性侵入肌层，引起肌纤维及结缔组织反应性增生，使子宫增大，切面病灶与肌层无清楚界限。如内膜局灶性侵入肌层，则子宫呈不规则增大，外观似肌瘤、质硬，则称之为子宫腺肌瘤，显微镜下肌层内可见到子宫内膜腺体与间质。子宫腺肌病临床上多表现为痛经且进行性加重，月经量增多，经期延长，部分患者可表现为不孕。子宫呈均匀性增大（球形）或有局限性结节隆起。文献报道，根据尸检和因病子宫切除手术后的病理检查结果显示，10%～47% 子宫肌层中有子宫内膜组织，但其中 35% 并无临床症状。子宫腺肌病的主要患者群为 30～50

岁的经产妇，约 15% 同时合并子宫内膜异位症，约半数合并子宫肌瘤。随着妇女分娩年龄的推迟，临床上子宫腺肌病合并不孕症的患者明显增加。子宫腺肌病与子宫内膜异位症均受雌激素的影响与调节，但两者病因与发病机制并不完全相同。

1. "在位内膜决定论" 仍是子宫腺肌病最主流的发病学说

子宫腺肌病患者部分子宫肌层中的内膜病灶与宫腔内膜直接相连，故认为子宫腺肌病由基底层子宫内膜侵入肌层生长所致。多次妊娠及分娩、人工流产、慢性子宫内膜炎等造成子宫内膜基底层损伤，与子宫腺肌病发病密切相关。由于子宫内膜基底层缺乏黏膜下层，子宫内膜直接与肌层接触，缺乏了黏膜下层的保护作用，使得在解剖结构上子宫内膜易于浸入肌层。子宫腺肌病常合并有子宫肌瘤和子宫内膜增生，提示高水平雌激素、孕激素刺激，也可能是促进子宫内膜向肌层生长的原因之一。异位子宫内膜在子宫肌层多呈弥漫性生长，累及后壁居多，故子宫呈均匀性增大，前后径增大明显，呈球形，一般不超过 12 周妊娠子宫大小。剖面见子宫肌壁显著增厚且硬，无漩涡状结构，于肌壁中见粗厚肌纤维带和微囊腔，腔内偶有陈旧血液。少数子宫腺肌病病灶呈局限性生长，形成结节或团块，似肌壁间肌瘤，称为子宫腺肌瘤，因局部反复出血导致病灶周围纤维组织增生所致，故与周围肌层无明显界限，手术时难以剥出。镜检特征为肌层内有呈岛状分布的异位内膜腺体及间质，特征性的小岛由典型的子宫内膜腺体与间质组成，且为不成熟的内膜，属基底层内膜，对雌激素有反应性改变，但对孕激素无反应或不敏感，故异位腺体常呈增生期改变，偶尔见到局部区域有分泌期改变。

2. 子宫内膜 – 肌层结合带、子宫内膜 – 肌层界面与子宫腺肌病关系密切

子宫内膜–肌层结合带（myometrial-junctional zone，JZ）是 1983 年由 Hricak 等采用磁共振成像（magnetic resonance imaging，MRI）对女性生殖系统进行检查时首次鉴定提出。JZ 是一种新的子宫交界区，该交界区与人体其他组织的交界区不同，缺乏可识别的保护层——黏膜下层。意思是子宫内膜腺体与子宫肌层之间缺乏黏膜下层这一"中间缓冲带"，因而子宫内膜腺体与子宫肌层直接接触。MRI T2 加权成像显示，育龄期健康妇女的子宫可显示出 3 个不同的层面：①子宫内膜及宫腔分泌物呈现高信号；②外周的子宫肌层呈现中等信号；③位于子宫内膜与肌层之间的结合带呈现带状低信号。

正常情况下，JZ 的厚度约为 4mm，其在月经周期中约有 0.9mm 的变化。相关研究证实，子宫腺肌病患者的 JZ 厚度明显增加。目前认为，MRI 显示 JZ 的厚度＞ 12mm 时，高度疑诊子宫腺肌病；JZ 厚度＜ 12mm 时，如果存在其他表现，如高信号斑点或 JZ 边界不规则，也可诊断为子宫腺肌病。Gordts 等于

2008 年提出，根据 MRI 测量的 JZ 厚度可将子宫腺肌病分为 3 种类型：①单纯 JZ 增生：35 岁以下的妇女，MRI T2 加权成像中 JZ 厚度＞ 8mm，但＜ 12mm；②部分或弥漫性子宫腺肌病：JZ 厚度＞ 12mm，高信号强度肌层病灶，外肌层受累；③子宫腺肌瘤：子宫肌层内出现边界不清晰的低信号肿块。

子宫内膜 - 肌层界面（endometrial-myometrial interface，EMI）的概念是由 Uduwela AS 等于 2000 年提出。EMI 是指子宫内膜和子宫肌层之间相接形成的界面。尽管目前对 EMI 仍缺乏明确的了解与认识，但可以肯定的是，EMI 是子宫内一个十分重要的区域，与其他黏膜-肌层界面相比，EMI 有着特殊之处：① 子宫内膜与内膜下子宫肌层之间并没有其他组织层隔离，子宫内膜直接结合于内膜下子宫肌层基底之上，因而子宫内膜很容易侵入子宫肌层。②内膜下子宫肌层在结构和功能上都有别于外周的肌层，它与子宫内膜共同起源于苗勒管，因此认为，内膜下子宫肌层是分化较低的子宫内膜。Curtis 等研究表明，具有 3 次或 3 次以上使用锐器刮宫触及 EMI 的患者，子宫腺肌病的发生概率明显增加。而 Ben 等认为，由于妊娠早期 EMI 被滋养层细胞浸润而破坏，如行终止妊娠或早期流产术，均可能促进子宫腺肌病的发生。郭志荣等研究认为，EMI 处的损伤可能会导致子宫内膜雌激素效应相关因子，如雌激素受体（ER）、17β- 羟类固醇脱氢酶（17β-HSD）表达模式的变化，引起局部雌激素效应增强、增殖活性增强，从而促进子宫腺肌病的发生与发展。

子宫内膜和内膜下肌层同属于"古子宫、古肌层"范畴，而外肌层属于"新子宫、新肌层"。子宫腺肌病的主要病理生理就在古肌层，更加支持其是"古子宫"疾病。子宫内膜-肌层结合带或子宫内膜-肌层界面的概念的提出对于理解子宫腺肌病的发病机制十分重要。

3. 发病学说一：子宫基底层内膜内陷学说

子宫腺肌病被认为是子宫基底层内膜腺体浸润、子宫基底层内膜向下生长和内陷于子宫平滑肌层并增生的结果。这一过程类似于肿瘤的转移过程，包括子宫内膜侵袭及黏附能力增强、基底层损伤、子宫平滑肌功能异常、异位内膜的增殖-凋亡失衡 4 个方面，而宫腔内压力的增加在这一过程中也起到了一定的作用。

（1）子宫内膜侵袭：研究表明，子宫腺肌病患者在位子宫内膜的侵袭力明显增强。由于子宫内膜基底层缺乏黏膜下层，子宫内膜直接与肌层接触，缺乏了黏膜下层的保护作用，侵袭力增强的子宫内膜易于浸入子宫肌层，从而奠定了子宫腺肌病发生的基础。相关研究证实，子宫腺肌病患者原位及异位子宫内膜的基质金属蛋白酶 2/9（matrix metalloproteinases 2/9，MMP-2/9）的表达水平明显升高，细胞黏附分子（cell adhesion molecule，CAM）在正常子宫内膜组织中的表达高于子宫腺肌病的在位内膜，且子宫腺肌病的在位内膜又高于其异位内膜，而子宫腺肌病在位内膜整合素的表达水平下降。子宫腺肌病的子宫内膜细胞的黏附作用下降，细胞松散、活动力增强，易于向异位组织扩散和转移。

（2）子宫基底层损伤：Uduwela AS 等于 2000 年提出 EMI 的概念。正常的 EMI 厚度不超过 5mm，连接子宫内膜与外层平滑肌，而子宫腺肌病患者 EMI 明显增厚可达 12mm 以上。透射电镜下子宫内膜异位症 EMI 区细胞稀疏，细胞外间隙增大，细胞核扭曲变形、细胞器较多，腺上皮细胞呈桥粒连接，且微绒毛较丰富，肥大细胞形态异常。提示子宫腺肌病或子宫内膜异位症 EMI 区可能自身存在超微结构的损伤。Romanek 等调查发现，经产、习惯性流产和流产史均为子宫腺肌病的危险因素。一方面，妊娠期子宫肌细胞增生肥大、子宫壁扩张以及妊娠后子宫缩复均可能导致子宫内膜易向肌层侵入；另一方面，产程长、不协调宫缩、胎盘粘连、胎盘植入、剖宫产、子宫切口处理不当，以及诊断性刮宫、宫内放置节育器等医疗操作均可引起子宫内膜的损伤，更易诱发子宫腺肌病。

（3）子宫平滑肌功能的异常：子宫腺肌病可通过 MRI 进行诊断：不规则增厚的 EMI 与子宫腺肌病相关。实验研究表明，子宫腺肌病是由于基底内膜向称为交界区的内层子宫肌层内陷形成。异常增厚的内膜下肌层包括基底层子宫内膜和内层子宫肌层。内层子宫肌层可以代表一个结构性缺陷的区域，不同程度的子宫肌层功能障碍使得间质细胞容易内陷。EMI 常被发现存在裂隙。子宫腺肌病的子宫平滑肌功能障碍也可发展为原发性或激素引起的缺陷。随着基质细胞的内陷，腺细胞侵袭、增殖和分化异常，这些细胞随后被肥大和增生的子宫肌层环绕。这些数据表明，子宫腺肌病可能是由在子宫的内层子宫肌层形成缺陷引起的。在子宫腺肌病的子宫肌层结构中可以检测到形态学变化。显微镜下可见含有平滑肌细胞，子宫腺肌病病灶的梭形细胞群与子宫腺肌基质直接接触。α- 平滑肌肌动蛋白（平滑肌细胞阳性、收缩型称为肌成纤维细胞）和结蛋白，中间丝（骨骼、内脏和部分血管平滑肌细胞阳性）的表达，与子宫腺肌病子宫肌层的增生肥大具有一致性。波形蛋白表达（为间质来源细胞阳性）则不相同，在子宫腺肌病为低表达，在位内膜中则高表达。在子宫腺肌病和非子宫腺肌病组如子宫肌瘤中，雌激素受体和孕激素受体（PR）的表达具有差异，ER-β 的表达和 PR 的表达缺失与子宫腺肌病的发展有关。持续的雌激素刺激可能对于由子宫平滑肌细胞肥大和增生而引起的子宫腺肌病存在着功能性的作用。

（4）异位内膜增殖-凋亡失衡：金海鸿等研究探讨了肿瘤转移抑制基因 *KISS-1*、*MMP-9* 在子宫腺肌病异位内膜组织的表达情况及临床意义。结果表明，*KISS-1* 在子宫腺肌病异位内膜组织中的表达较正常子宫内膜减弱，而 *MMP-9* 在子宫腺肌病异位内膜组织中的表达较正常子宫内膜表达增强，提示 *KISS-1* 与 *MMP-9* 的协同作用促进异位内膜的侵袭，从而导致子宫腺肌病的发生与发展。张蓉等研究发现，子宫腺肌病异位内膜组织端粒酶阳性表达率明显高于对照组，在重度弥漫性子宫腺肌病中端粒酶的阳性表达率明显高于轻中度子宫腺肌病,进一步推测端粒酶的激活在子宫腺肌病发病中起重要作用。另有研究发现,子宫腺肌病异位内膜腺体细胞增殖相关核抗原 Ki-67 始终高表达,原癌基因 *Bcl-2* 持续表达并失去周期性变化。有学者报道,子宫腺肌病异位内膜 *survivin* 基因表达持续高于在位内膜及正常子宫内膜,与月经周期无相关性。Fas 蛋白在子宫腺肌病中的阳性表达显著低于正常对照组,而 FasL 蛋白则明显高于对照组。上述研究均表明,异位内膜细胞的增殖能力明显增强,而细胞凋亡被抑制,异位内膜存活期延长,过度增生形成子宫腺肌病。

(5) 宫内压力的增加:促进子宫腺肌病发生的另一种可能性是宫腔内压力的增加。在怀孕期间子宫的生长是由于平滑肌细胞的肥大和增生引起;机械拉伸,刺激子宫肌层增生和肥大是通过细胞内钙信号通道的改变而实现。子宫肌层的拉伸和随后的子宫收缩活动均与痛经的发生相关。一个严重的痛经病史与随后诊断的子宫内膜异位症及子宫腺肌病密切相关。总的来说,长时间的机械拉伸和收缩可以调节子宫肌层的生长以及随后的肌层细胞肥大与增生。

4. 发病学说二:化生学说

化生学说是解释子宫腺肌病发病机制的又一个重要的假说。由于子宫内膜和肌层都起源于胚胎期的苗勒管,且苗勒管组织具有多能性,推测子宫腺肌病的发生是由于肌层内组织化生为内膜组织所致。也有学者认为，异位的子宫内膜是位于子宫体和子宫外的多功能外周细胞形成内膜间质细胞，进而诱导形成内膜细胞的结果。虽然平滑肌细胞对促进子宫腺肌病发展的功能贡献知之甚少，但 Mechsner 等发现子宫内膜异位症的上皮细胞和间质细胞是通过体腔上皮细胞持续化生而来。盆腔子宫内膜异位症在位内膜细胞，通过逆行移植到在异位部位，可诱导周围组织进行平滑肌的化生。类似于子宫内膜异位症，与子宫腺肌病相关的平滑肌细胞可能是化生的起源。肌纤维母细胞化生与异常肥厚的肌层形成可能促进子宫的功能受损。在子宫腺肌病组织的免疫组化研究显示了特定的子宫标记分子的表达，包括反应子宫肌层细胞特征的重要成分，如催产素受体（OTR）、血管加压素受体（VPR）、ER 和 PR。OTR、ER 和 PR 在腹膜子宫内膜平滑肌细胞也有表达。子宫内膜间质细胞具有细长的纤维样表象以及 α- 平滑肌肌动蛋白的免疫阳性反应，表明为纯平滑肌的表型。这个理论是肌纤维母细胞是由成纤维细胞或间充质干细胞分化，提示平滑肌的化生源于间质细胞。Chen 等对卵巢切除后的重症联合免疫缺陷（SCID）小鼠移植子宫腺肌病病灶观察发现，病灶周围的上皮细胞钙黏蛋白 E 表达下调，而波形蛋白表达增加；上皮-间质细胞转化相关的细胞标志物的转换与血清雌二醇（E_2）水平相关；雌激素诱导上皮细胞向间质细胞转化、迁移并诱导 ER 阳性子宫内膜细胞的侵袭，且可以被雌激素拮抗剂逆转；雌激素依赖性小鼠的内膜细胞碎片能黏附于腹膜。这些现象均验证了子宫腺肌病的化生学说，并强调了雌激素在转化作用中的重要性。

5. 发病学说三：苗勒管残余理论学说

苗勒管残余理论学说与前述的化生学说相辅相成。另一种可能性是，子宫腺肌病的发生源头来自位于子宫肌层的残余苗勒管。如前所述，子宫内膜和肌层都起源于胚胎期的苗勒管，苗勒管组织具有多能性，残留在肌层内的苗勒管组织可通过化生转为内膜组织，从而导致子宫腺肌病的发生。子宫腺肌病可能起源于第二苗勒管系统，分化为子宫内膜腺体和间质细胞及周围的平滑肌细胞。腹膜后深部浸润结节被认为是与苗勒管残余上皮化生相关的一种子宫腺肌病。

6. 发病学说四：组织重构学说

vanKaam 等报道提示，深部浸润的子宫内膜异位病灶中腺肌样结节的存在是由于异位子宫内膜引起的局部环境的反应所致。子宫腺肌病被认为是由创伤引起，称为组织的损伤与修复。损伤愈合是对任何植入物的反应过程，由炎症和组织重塑组成。损伤愈合过程涉及更广泛地组织重塑，这一过程通过细胞外基质（ECM）成分、重塑酶、细胞黏附分子、生长因子、细胞因子和趋化因子基因的产生而实现。活化的巨噬细胞产生各种细胞因子，如转化生长因子（TGF）-β，促进组织重建，继而引起成纤维细胞分化为肌成纤维细胞。间质细胞被认为是肌成纤维细胞主

要是由于其表达 α- 平滑肌肌动蛋白、原肌球蛋白、结蛋白和胶原蛋白。肌成纤维细胞由于 ECM 蛋白的表达在子宫腺肌病的发展中起着重要的作用。这些数据表明，子宫肌层的肥大是一个异位内膜细胞对周围组织发生反应的过程，这与创伤愈合的病理生理机制具有相同的特征（组织损伤和修复）。

7. 发病学说五：上皮 – 间质转化理论学说

子宫腺肌病是一种雌激素依赖性疾病，是由于子宫内膜向下延伸到子宫肌层而引起。异位子宫内膜中的高雌激素浓度可能是维持子宫腺肌病的必要条件。雌激素可诱导上皮间质转化（epithelial mesenchymal transition，EMT）而赋予细胞的迁移与侵袭特性。雌激素的依赖性往往伴随着 EMT 的特征表象，这是子宫腺肌病进展过程中子宫内膜上皮细胞获取侵袭特性至关重要的一步。在通过膜联蛋白 A2（AnnexinA2，ANXA2）诱导 EMT 的子宫腺肌病模型中，雌激素能增加子宫内膜组织生长、转移和血管生成。这些数据表明，雌激素诱导的 EMT 在子宫腺肌病的发生与发展中起着关键的作用。

8. 发病学说六：淋巴与静脉播散学说

血管生成是子宫内膜侵入肌层并继续生长的必要条件，血管的生成不仅供给异位内膜生长所需的营养，还有可能是内膜细胞从正常在位内膜转移至子宫平滑肌的重要途径。组织学方面，动物试验发现，早期子宫腺肌病发病的表现为子宫内膜的间质细胞沿血管分支侵入子宫肌层。随后，子宫内膜腺体增生形成子宫腺肌病。Ota 和 Tanaka 在宫腔镜检查中发现，近一半子宫腺肌病的子宫内膜有异常血管形成。动物模型小鼠垂体移植后子宫血管明显扩张，提示血管的改变可能是子宫腺肌病发病的一个重要因素。分子生物学方面，子宫腺肌病组血管内皮生长因子(VEGF)在 EMI 处的促血管生成活性明显增强，且不随增殖期和分泌期而改变；VEGF 加速子宫内膜腺体侵袭和灶性增生过程并促进内皮细胞增殖，同时使子宫内膜间质血管通透性升高、间质水肿和纤维素沉积，利于血管内皮细胞再生和新生血管的重塑，导致 EMI 的组织结构发生改变。此外，促进血管生成组织因子的免疫活性在子宫腺肌病患者在位和异位内膜中明显高于正常的子宫内膜，且与月经过多和疼痛程度明显相关。依据间质性子宫内膜异位和子宫内膜间质肉瘤的发生，推测子宫内膜也有可能沿着淋巴管进入肌层。子宫肌层淋巴管内偶然发现子宫内膜组织，提示淋巴管可能是基底子宫内膜内陷的一个途径。有学者描述了沿血管或淋巴管分布的无子宫内膜腺体的内膜间质细胞的孤立性结节，这表明新的间质可以作为增生的子宫内膜腺体的"新生土壤"。然而，这种增长可能代表一种间质性子宫内膜异位或子宫内膜间质肉瘤，其特征是存在间质但缺乏相应的腺体。

9. 发病学说七：肥大细胞活化学说

肥大细胞存在于子宫内膜，也与子宫平滑肌细胞关系密切。肥大细胞的活化和介质的释放存在于子宫内膜异位症中。肥大细胞可能有助于子宫肌层的发育和分化，这可能是通过产生神经生长因子（nerve growth factor，NGF）、前脂肪细胞因子 -1（preadipocyte factor-1，Pref-1）及胰岛素样生长因子 -2（insulin-like growth factor-2，IGF-2）而实现。NGF 在疼痛的产生中起着至关重要的作用，可作为子宫腺肌病严重程度的一个指标。Pref-1 可能对保持细胞的未分化状态具有一定的作用。这些数据支持这一假说，即肥大细胞是维持子宫腺肌病的一个重要因素。

10. 还有很多其他因素可能参与了子宫腺肌病的发病

遗传因素：遗传因素可能参与了子宫腺肌病的发生，但这一过程需要外界因素的共同作用。目前尚未发现直接导致子宫腺肌病发病的单独基因。相关基因的改变可能参与了子宫腺肌病的发生与发展，主要通过凋亡调控、增殖调节以及抑癌基因的突变失活等途径实现这一过程。研究表明，在子宫腺肌病病灶中，凋亡控制基因 bcl-2 呈现持续高表达而无周期性变化，且受局部异位子宫内膜组织和卵巢分泌的雌激素和内环境的影响而上调其表达。bcl-2 蛋白的持续存在使异位内膜不能表达与触发凋亡相关的细胞表面受体，对凋亡的敏感性降低，细胞凋亡减少、增殖增加，疾病得以发生与发展。在子宫腺肌病异位内膜腺上皮中survivin 蛋白持续高表达使异位内膜细胞抗凋亡能力明显增强，抑制细胞凋亡，使侵入子宫肌层的细胞生存时间延长，且具有肿瘤样增殖特征，survivin 蛋白的持续性高表达是导致子宫腺肌病发生的原因。子宫腺肌病患者在位及异位内膜中，介导细胞凋亡的重要信号传导通路 Fas/FasL 的表达强度均明显降低，其平衡失调导致异位内膜细胞逃避机体免疫系统的攻击而得以成活并生长，这是子宫腺肌病发病的重要机制。子宫腺肌病患者体内还存在一些与细胞增殖密切相关的基因过度表达，促进细胞生长，导致子宫内膜细胞的异位增殖与疾病的发生与发展。这些相关的基因主要包括增殖细胞核抗原（PCNA）、原癌基因 *c-myc*、原癌基因 *TrkB* 以及垂体瘤转化基因（*PTTG*）等。这些基因的表达可促进细胞增殖，调节细胞周期，抑制细胞分泌，调控细胞凋亡，促进细胞迁移、异位附着、血管生成以及侵袭，最终导致子宫内膜的异位生长，促进子宫腺肌病的发生。此外，抑癌基因的失活与子宫腺肌病的发生亦密切相关。抑癌基因 *PTEN* 是目前发现的唯一具有脂质磷酸酶和蛋白磷酸酶双特异性磷酸酶活性的抑癌基因，作用于细胞生长发育的多个环节，通过调节 PI3K/Akt 通路及血管内皮生长因子的表达，在抑制新生血管生成中发挥重要作用，*PTEN* 基因的突变失活参与了子宫腺肌病的发生与发展。

免疫因素：子宫腺肌病中的子宫内膜及间质细胞的黏附生

长与免疫功能的失调有一定关系，这包括细胞免疫和体液免疫两大类。有研究表明，白细胞介素 -18（IL-18）在子宫腺肌病异位内膜间质中的表达较在位内膜间质和正常子宫内膜间质明显增高，提示子宫腺肌病患者的细胞免疫功能增强。此外，Propst 等研究证实，子宫腺肌病组织表达粒细胞-巨噬细胞集落刺激因子（GM-CSF），且 GM-CSF 配体水平上调，子宫腺肌病患者子宫内膜间质中巨噬细胞的数量和功能均明显增强。周晓燕研究表明，大部分子宫腺肌病患者体内存在抗子宫内膜抗体（EMAb)，其敏感度和特异度分别为 71.11% 和 83.21%。EMAb 的生成原因，一方面可能是异位子宫内膜刺激机体免疫系统，从而活化多克隆 B 淋巴细胞，产生自身抗体；另一方面也可能是机体的免疫系统失常所致。EMAb 可与自身子宫内膜腺体抗原发生免疫反应，在补体的参与下作用于子宫内膜并将其损伤，使子宫内膜突破基底层向肌层侵袭，从而导致子宫腺肌病的形成。

激素因素：与子宫内膜异位症类似，子宫腺肌病被认为是激素依赖性疾病。临床上发现，天然或合成孕激素、促性腺激素释放激素激动剂（gonadotropin releasing hormone agonist，GnRha)、芳香酶抑制剂等激素类药物对子宫腺肌病均有疗效。这些均提示，雌激素、孕激素在子宫腺肌病发病机制中发挥着重要的作用。已有相当多的文献证实，ER 及 PR 广泛分布于子宫内膜。其中部分文献报道显示，ER 和 PR 主要分布于内层子宫肌层，而非外层子宫肌层。Hatok 等研究发现，芳香酶 mRNA 在子宫腺肌病组（56.0%）和子宫内膜异位症组（73.3%）均显著高于对照组（21.7%）。Mori 等将垂体移植入宫腔，成功构造了小鼠子宫腺肌病模型，对已建立的动物模型行卵巢切除术后给予雌孕激素联合治疗可消除其子宫腺肌病的病理改变。该研究小组在移植组中同时发现高催乳素血症，从而认为多种激素的失衡，尤其是高催乳素血症是子宫腺肌病发生、发展的一个重要因素。催乳素可促进雌激素与其受体结合，进而削弱子宫肌层的防御功能，还可通过刺激卵巢黄体促进孕激素分泌，影响子宫内膜间质细胞的生长。因此推测，催乳素可能是通过雌激素、孕激素的间接作用而诱发子宫腺肌病。

11. 子宫腺肌病与子宫内膜异位症可能是同一起源的一种疾病

子宫内膜异位症是指有功能的子宫内膜腺体 / 间质出现在子宫腔以外的部位而引起的病症。以往将子宫内膜长入子宫肌层内称为内在性子宫内膜异位症，内膜生长在子宫以外者，则称之为外在性子宫内膜异位症。随着认识的深入，这两种"子宫内膜异位症"虽在组织起源上有着相似之处，两者的共同点在于子宫内膜基底部与直接接触的子宫肌层互相作用，促进内膜内陷或侵入受损的肌层，这一情况往往发生在上皮的再生和愈合过程中。但两者的发病机制、临床表现和处理原则均有所不同。因此，近年来将内在性子宫内膜异位症称为子宫腺肌病，而外在性子宫内膜异位症称为子宫内膜异位症。目前还无法认定子宫腺肌病和子宫内膜异位症是否具有共同的发病机制，而且导致这两种疾病发生的危险因素亦存在一些差异。

相关研究显示，27%的子宫内膜异位症妇女伴有子宫腺肌病，而在患有不孕症的子宫内膜异位症妇女中，这一比率高达70%。一项针对153例较严重的子宫内膜异位症的妇女检查发现，其中34.6%的子宫内膜异位症合并子宫腺肌病，而对照组中只发现19.4%的病例合并子宫腺肌病，对照组病例包括因良性病变（$n=100$）或恶性肿瘤（$n=29$）而行子宫切除术的妇女（$P < 0.05$）。另外，发现39.9%的子宫内膜异位症妇女子宫内膜和肌层交界区存在异常不规则情况，而对照组仅22.5%的患者存在此情况（$P < 0.01$）。然而，目前研究者们还无法认定子宫腺肌病和子宫内膜异位症是否具有共同的发病机制，因为两者的异位内膜分布的局限性，一个位于子宫，另一个位于腹膜。也有观点认为，子宫腺肌病和子宫内膜异位症两者的共同点在于子宫内膜基底部与直接接触的子宫肌层互相作用，促进内膜内陷或侵入受损的肌层，这一情况往往发生在上皮的再生与愈合过程之中，子宫蠕动过强以及子宫肌层收缩功能失调导致子宫内膜和肌层交界处的机械和物理性损伤。在经血逆行过程中，子宫内膜基底部的错位也可导致子宫内膜异位症的发生。

Goteri 等研究表明，卵巢子宫内膜异位囊肿患者在位子宫内膜的活力相关分子 Cdc42 的表达水平明显高于子宫腺肌病患者，表明 Cdc42 可能并不参与子宫腺肌病的发病过程，但可能在子宫内膜细胞迁移过程中发挥作用，这有助于卵巢子宫内膜异位症的发病，促进异位子宫内膜细胞在卵巢表面黏附、内陷和假性囊肿的形成。相对于囊性卵巢子宫内膜异位症，子宫腺肌病更常伴有直肠阴道子宫内膜异位症。另一方面，FGF-1 多态性与子宫内膜异位症的关系更加密切，但与子宫腺肌病的风险无关，而 FGF-2754C/G 多态性与降低子宫内膜异位症和子宫腺肌病的发病风险均有关。这显示子宫腺肌病与子宫内膜异位症两种疾病的危险因素存在着一定的差异。

尽管子宫腺肌病和子宫内膜异位症之间高度相关，但是子宫腺肌病患者中子宫内膜异位症的发生率仍不清楚，有作者估计比例高达 79%，但可能过高估计了。Bazot 等报道子宫内膜异位症女性仅有 27% 合并子宫腺肌病。还有报道发现 DIE 患者中 34.6% 合并子宫腺肌病，而对照组的比例仅有 19.4%；另外，子宫内膜异位症的女性中 40% 出现不规则的结合带，而对照组的比例仅有 22.5%。一项研究发现，子宫内膜异位症患者中 42.8% 合并子宫腺肌病，在子宫腺肌病和预后较差的深部子宫内膜异位症之间存在特定的相关性，尤其是直肠-乙状结肠的子宫内膜异位症。还有报道在 40 ～ 50 岁因为子宫腺肌病和（或）子宫肌瘤进行手术的患者，40.4% 的子宫腺肌病患者、22.7% 的子宫肌瘤患者合并子宫内膜异位症，子宫腺肌病和子宫肌瘤共存的患者中 34.1% 合并子宫内膜异位症。

可见有证据表明子宫腺肌病和子宫内膜异位症通常是共存的，但是这些研究也存在缺陷，都是回顾性分析，缺少对疾病统一的定义和疾病自然史的了解。用全子宫切除标本判断子宫腺肌病低估了轻度子宫腺肌病的比例。

参考文献

1. 谢幸，苟文丽. 妇产科学.8 版.北京：人民卫生出版社，2013.

2. 史精华，金力.子宫腺肌病发病机制的研究进展.中华妇产科杂志，2015，50（9）：709-711.

3. 罗金，杨菁.子宫腺肌病合并不孕症的发病机制及治疗方案研究进展.中华妇产科杂志，2015，50（2）：147-150.

4. Novellas S，Chassang M，Delotte J，et al. MRI characteristics of the uterine junctional zone：from normal to the diagnosis of adenomyosis.AJR Am J Roentgenol，2011，196（5）：1206-1213.

5. Levy G，Dehaene A，Laurent N，et al.An update on adenomyosis. Diagn Interv Imaging，2013，94（1）：3-25.

6. 李晓川，郎景和.古子宫与子宫内膜异位症.中华妇产科杂志，2011，46（3）：219-221.

7. 周应芳.全面认识子宫腺肌病.中华妇产科杂志，2013，48（4）：291-294.

8. Koike N，Tsunemi T，Uekuri C，et al. Pathogenesis and malignant transformation of adenomyosis（review）.Oncol Rep，2013，29（3）：861-867.

9. Benagiano G，Habiba M，Brosens I.The pathophysiology of uterine

adenomyosis：an update. Fertil Steril，2012，98（3）：572-579.

10. Leyendecker G，Bilgicyildirim A，Inacker M，et al. Adenomyosis and endometriosis. Re-visiting their association and further insights into the mechanisms of auto-traumatisation. An MRI study. Arch Gynecol Obstet，2015，291（4）：917-932.

11. 金海鸿，单梅，李秀荣，等 . KISS-1、MMP-9 在子宫腺肌症异位内膜组织中的表达及意义 . 中国实验诊断学，2013，17（8）：1446-1448.

12. Barcena de Arellano ML，Gericke J，Reichelt U，et al. Immunohistochemical characterization of endometriosis-associated smooth muscle cells in human peritoneal endometriotic lesions. Hum Reprod，2011，26（10）：2721-2730.

13. 刘志敏，申艳梅，刘素巧，等 . 血管内皮生长因子在子宫腺肌病患者内膜 - 肌层界面的表达 . 天津医药，2013，41（9）：928-929.

14. Liu X，Nie J，Guo SW. Elevated immunoreactivity to tissue factor and its association with dysmenorrhea severity and the amount of menses in adenomyosis. Hum Reprod，2011，26（2）：337-345.

15. Benagiano G，Habiba M，Brosens I.The pathophysiology of uterine adenomyosis：an update. Fertil Steril，2012，98（3）：572-579.

16. Menzies FM，Shepherd MC，Nibbs RJ，et al.The role of mast cells and their mediators in reproduction，pregnancy and labour. Hum Reprod Update，2011，17（3）：383-396.

17. 成臣，桂涛，蒋勇军，等 . 子宫腺肌症相关基因改变的研究进展 . 实用医学杂志，2014，30（10）：1670-1672.

18. Hartl M，Bister K.Analyzing myc in cell transformation and evolution. Methods

Mol Biol, 2013, 1012 (1012)：21-49.

19. Hatok J, Zubor P, Galo S, et al. Endometrial aromatase mRNA as a possible screening tool for advanced endometriosis and adenomyosis.Gynecol Endocrinol, 2011, 27 (5)：331-336.

20. 胡再孟. 子宫腺肌症的病理生理机制和诊断学研究进展. 医学研究杂志, 2014, 43 (3)：15-18.

21. Larsen SB, Lundorf E, Forman A, et al. Adenomyosis and junctional zone changes in patients with endometriosis. Eur J Obstet Gynecol Reprod Biol, 2011, 157 (2)：206-211.

22. Naphatthalung W, Cheewadhanaraks S.Prevalence of endometriosis among patients with adenomyosis and/or myoma uteri scheduled for a hysterectomy. J Med Assoc Thai, 2012, 95 (9)：1136-1140.

（陈继明　孙爱军）

子宫腺肌病也可能是一种遗传性疾病

　　生殖相关疾病的病因多由遗传和环境的相互作用而导致。2003 年第一个人类基因组计划的完成，为个体化治疗和精准医学奠定了基础。随着高通量基因检测技术，例如生物芯片和新一代测序技术迅速进入生殖医学领域，打开了生命科学、生物医学、信息学、计算数学交叉融合的广阔前景。双胞胎研究与家族研究已经证明遗传因素可增加子宫内膜异位症的患病相对风险。而子宫腺肌病与遗传基因学的关系及其受相关基因调控的机制研究也日益受到重视，对发病机制的深入研究也将更有针对性地指导临床治疗。目前认为遗传因素与外界因素共同作用参与了子宫腺肌病的发生，尚未发现直接导致子宫腺肌病发病的独立相关基因，炎症反应、细胞因子的表达、蛋白酶活化、自噬、免疫微环境和表观遗传调控异常等均是子宫腺肌病的发病原因。

12. 与子宫腺肌病可能有关的遗传基因并不多

采用 DNA 芯片技术在子宫内膜异位症小鼠模型中检测异位病灶与正常子宫基因表达差异显示，编码免疫调节因子（CXCL10）和代谢相关因子（calbindinD-28K）的基因在异位病灶中上调，而前列腺素相关因子被显著抑制；在人子宫腺肌病病灶标本中也检测到了类似的结果。Tong 等对十篇研究进行系统评价发现，COMT 158G/A 和 CYP1B1 432C/G 的基因多态性与子宫内膜异位症和子宫腺肌病的发病机制相关，但仍需更多大样本的研究证实。

子宫腺肌病与许多其他妇科疾病一样都属于雌激素依赖性疾病，雌激素代谢障碍、浓度失衡、受体表达异常均可引起疾病的发生。雌激素合成中最后一步关键的限速酶芳香化酶是由芳香化酶基因（*CYP19*）编码，位于 15q21.1，由 10 个外显子和 9 个内含子组成，全长 123kb，属于 P450 超基因家族，其等位基因突变可能与子宫腺肌病发病相关。临床治疗也发现，芳香化酶抑制剂具有同促性腺激素释放激素受体激动剂相似的减少子宫腺肌病病灶体积、改善临床症状的作用。

正常情况下促凋亡基因和凋亡抑制基因处于动态平衡，一旦失衡则导致细胞凋亡减弱或异常增殖。细胞凋亡基因异常可引起子宫内膜细胞凋亡失控和增殖能力增强，从而促使子宫腺肌病的发生。*Survivin* 基因属于细胞凋亡蛋白抑制因子家族，编码 142 个氨基酸，主要通过抑制胱天蛋白酶活化和调节细胞周期依赖激酶来抑制细胞凋亡，细胞凋亡的调控异常是子宫腺肌病发生、发展的因素之一。在小鼠 B 细胞淋巴瘤中发现的 *Bcl-2* 基因有抑制凋亡的作用，通常 *Bcl-2* 在子宫内膜中呈周期性变化，而子宫腺肌病中的 *Bcl-2* 表达显著高于正常子宫内膜且无周期性变化。

HOX 家族基因中的 *HOXA10* 定位于 7p15 ～ p14.2，mRNA 全长 2691bp，编码 785 个氨基酸，参与女性生殖系统发育和正常子宫内膜形态构建、子宫内膜的蜕膜化、子宫内膜容受性的建立、胚胎植入等发挥重要作用。研究发现 *HOXA10* 可以调控内膜凋亡相关基因 *CAPN5*，*HOXA10* 在子宫腺肌病中的异常表达导致细胞凋亡减少、异位内膜黏附生长侵蚀能力增强。同时作为重要的调节基因之一，*HOXA10* 在子宫腺肌病的低表达影响胚胎着床，造成胚胎植入率下降。

双特异蛋白磷酸酶家族中的 *PTEN* 具有双重磷酸酶活性，包括脂质磷酸酶和蛋白磷酸酶，定位于染色体 10q23.3，有 9 个外显子，编码 403 个氨基酸，通过抑制细胞的生长、调节细胞凋亡及参与血管生长等多方面发挥抑癌基因的作用，是继 P53 后发现的第二个突变率较高的基因，乳腺癌、前列腺癌、肺癌、子宫内膜癌等肿瘤中均发现了 *PTEN* 的缺失和突变。研究显示 *PTEN* 在子宫腺肌病病灶中显著下调，说明 *PTEN* 在子宫腺肌病的发病机制中起一定作用。

GRIM-19 定位于染色体 19p13.2，在多种正常组织中表达，参与干扰素和维甲酸诱导的肿瘤细胞凋亡，为抑制基因。与对

照组相比，子宫腺肌病中 *GRIM-19* 下调，异位和在位内膜细胞凋亡减慢、血管生成增加，不仅在病灶组织中，在 Ishikawa 细胞株实验中也发现了下调 *GRIM-19*，将激活 pSTAT3（Y705）和 VEGF。

目前关于子宫内膜异位症的遗传学研究如火如荼，然而在子宫内膜异位症中一些高表达的基因蛋白，在子宫腺肌病中却未见高表达。子宫腺肌病和子宫内膜异位症的发病机制存在差异，因为子宫腺肌病发病机制的特殊性，其遗传和基因相关的研究还需要进一步的探索。

参考文献

1. Tong X，Li Z，Wu Y，et al. COMT 158G/A and CYP1B1 432C/G polymorphisms increase the risk of endometriosis and adenomyosis: a meta-analysis. Eur J Obstet Gynecol Reprod Biol，2014，179：17-21.

2. Benagiano G，Brosens I. The endometrium in adenomyosis. Womens Health (Lond)，2012，8（3）：301-312.

3. Badawy AM，Elnashar AM，Mosbah AA. Aromatase inhibitors or gonadotropin-releasing hormone agonists for the management of uterine adenomyosis：a randomized controlled trial. Acta Obstet Gynecol Scand，2012，91（4）：489-495.

4. Zhang H，Liu J，Zhao X，et al. Loss of PP2A and PTEN immunoexpression coexists with survivin overexpression in adenomyosis. Reprod Biol，2014，14（3）：200-205.

5. de Ziegler D, Pirtea P, Galliano D, et al. Optimal uterine anatomy and physiology necessary for normal implantation and placentation. Fertil Steril, 2016, 105 (4): 844-854.

6. Fischer CP, Kayisili U, Taylor HS. HOXA10 expression is decreased in endometrium of women with adenomyosis. Fertil Steril, 2011, 95 (3): 1133-1136.

7. Wang J, Deng X, Yang Y, et al. Expression of GRIM-19 in adenomyosis and its possible role in pathogenesis. Fertil Steril, 2016, 105 (4): 1093-1101.

（傅　璟　孙爱军）

组织学病理仍是诊断子宫腺肌病的

金标准

随着核磁共振、超声等影像学的发展，子宫腺肌病的无创术前诊断有了越来越多的可能，但子宫切除标本的组织学病理诊断仍是其金标准。经典的关于子宫腺肌病的组织学病理描述包括：大体标本可见切除的子宫体均匀增大呈球形，质地较硬。单纯子宫腺肌病的宫体增大一般不超过妊娠 12 周大小。病灶处切面可见子宫肌层弥漫性增厚，肌细胞呈漩涡状结构，增生肌束呈小梁状或编织样，与正常子宫肌层间无清晰界限，肌束内可见散在大小不等囊腔或裂隙，内可见针尖状陈旧出血点，其周围组织较致密。光学显微镜下改变以子宫肌层内出现异位内膜小岛为特征。异位内膜小岛在肌层内位置深浅不一，由子宫内膜样腺体与间质组成，这种异位内膜多为不成熟型，类似内膜基底层，内可见含铁血红素及巨噬细胞沉积。小岛内可见干酪样增生过长，也有呈蜕膜样改变或向肌层翻卷的子宫内膜息肉样结构。病灶处的平滑肌细胞明显肥大增生。电镜下可观察到，与正常肌细胞相比，病灶部位的平滑肌细胞在细胞核结构、胞质内细胞器以及细胞间连接上存在差异，尤其是粗面内质网、高尔基体与游离核糖体增多，提示蛋白合成作用活跃。另外，异位内膜新生血管数目显著增多，微血管总表面积为正常对照组肌细胞的 11.6 倍，微血管密度相应增高。值得注意的是，病灶部位肌细胞与卵巢子宫内膜异位囊肿处平滑肌细胞的结构表现也不完全相同，说明这并不仅是肌细胞对异位内膜刺激的反应。

临床证实为子宫腺肌病合并慢性盆腔痛做子宫内膜搔刮活检样本，其镜下观察发现，在同一患者的子宫内膜腺体中可同时存在萎缩、坏死等表现。约 70% 患者可被诊断为腺性或囊性腺体子宫内膜增生，部分患者可观察到子宫内膜腺上皮细胞处于有丝分裂阶段。另外也可见增厚的胶原纤维周围成束的子宫内膜腺和血管，这是明显的子宫内膜纤维化的表现。而合并有慢性子宫内膜炎的患者，子宫内膜上皮下区域表现出大量新鲜的出血、血管充血以及单核细胞形成小淋巴滤泡浸润。

13. 子宫内膜 – 肌层界面的组织胚胎学依据及电镜观察是子宫腺肌病病理学的重要进展

Konishi 等在 1984 年通过电镜观察到了胎儿期子宫发育、平滑肌分化和肌细胞逐渐成熟的过程。这一过程于孕 16 周左右

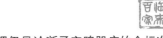

开始，以胞质内细丝和致密体的出现为标志，后者也是平滑肌细胞的特征。在孕 18 周左右的胎儿子宫肌层中，纺锤形细胞的胞质内开始出现如线粒体、游离核糖体、粗面内质网和高尔基体等细胞器，意味着未成熟平滑肌细胞分化的开始。等到孕 20 周左右，已经可以看到子宫外周肌层的平滑肌细胞膜表面小囊泡开始增多，外周肌层逐渐增生，构成了子宫厚度的主要部分。在孕 26 周出现致密斑，此时子宫肌层厚度已显著增加，至 31 周孕龄，平滑肌细胞外板形成，细胞束组成的平滑肌结构已经非常明显。这些变化发展的情景提示我们，在胎儿期，子宫体间充质的外层是子宫肌层厚度的主要来源。进一步地思考后，Kunz 等提出胎儿期子宫间充质内层可能对应于成人子宫的内膜层，而平滑肌分化可能正是从内层开始向外周发展。

　　基于这一胚胎学起源的差异，人们将紧贴内膜的这部分子宫肌层区别对待，命名为"子宫内膜-肌层界面"，又可称为内肌层、移行带、黏膜下肌层等；而将该区域外侧的肌层称为"外肌层（outer myometrium，OM）"。EMI 区域在 MRI 上显示为短 T2 信号，被称为"结合带"。JZ 在 MRI 诊断中有重要意义，但在离体子宫标本的光镜组织病理学检查中仍未被完全证实。一种解释是 JZ 区域肌层含水量更低，细胞排列紧密，密度约为外肌层的 3 倍，细胞间隙也相应减少。而且这一在体细胞密度的差别，比经过福尔马林浸泡处理后的离体细胞要大，所以难以在常规术后的切片中观察到。Mehasseb 等实验证实了这一点，并观察到这一细胞密度的改变在整个子宫切面上并没有明确的分界。电镜下观察可以发现，EMI 与外层肌细胞超微结构在子宫腺肌病与正常子宫以及在月经期不同阶段均有差异。与非子宫腺肌病的正常子宫（如子宫平滑肌瘤）相比，子宫腺肌病情况下 EMI 肌细胞的核 / 浆比更高，细胞器更丰富，尤其是在粗面内质网、高尔基体和游离核糖体这些与蛋白合成有关的结构，而胞质内肌丝、致密体和致密斑更少，后三者主要在肌肉收缩中起作用。已知正常子宫肌细胞超微结构包括细胞大小、核大小、肌丝 / 胞质比例等会根据不同的月经阶段（增殖期、分泌期）而发生变化，且其 EMI 肌细胞上可见丰富的雌激素、孕激素受体表达，并且与子宫内膜上相应受体表达的周期性变化一致，但这一改变在子宫腺肌病患者中消失或发生了改变。

14. 子宫腺肌病病理分类目前尚未统一

子宫腺肌病的分类目前尚未统一，临床有超声-病理分型、磁共振-病理分型等，仅在组织学方面也有不同分类，但总体上可分为两大类：弥漫型和局限型。弥漫型子宫腺肌病占总病例的 60% 以上，组织学病理特征如我们前面所述。局限型子宫腺肌病包含以下几种特殊类型，试就其各自病理特点略述一二：

（1）子宫腺肌瘤（adenomyoma）：具有与平滑肌瘤类似的大体表现，大体可观察到子宫表面呈局限性不规则凸起，剖视可见病变呈局灶性浸润性生长，局部纤维肌束增生，形成单个或数个肌瘤样结节，但无假包膜，与周围平滑肌组织界限不清，结节内常可见紫蓝色陈旧性针尖样出血点。此型需注意与子宫腺纤维瘤相鉴别，后者病变中可见良性增生及分化良好的腺体，其周围为纤维组织，细胞呈细长梭形、束状或旋涡状排列。

（2）囊性子宫腺肌病：囊性子宫腺肌病或被称为子宫腺肌瘤性囊肿，较少见。根据发病年龄分为青少年型和成年型。2010年Takeuchi等定义青少年型囊性子宫腺肌病诊断标准：①年龄≤30岁；②囊腔≥1cm，囊腔独立于宫腔并且周围被覆增生的平滑肌组织；③早期出现严重痛经。大体观子宫可呈部分突出或均匀增大，病变范围多为3～5cm，多位于子宫后壁与宫角处，剖视病灶切面可见较大且充满异位子宫内膜组织和积血的囊腔，与宫腔不相通，较大囊肿可能发生破裂。镜下可见囊腔内壁被覆腺体；囊壁由梭形细胞组成，胞质红染，核长杆状；腺体排列整齐，腺上皮呈柱状，间质细胞呈长梭形或短梭形，细胞较一致。腺上皮及间质细胞无核异型，核分裂象无或偶见，周围为反应性增生平滑肌组织。免疫组化显示：腺上皮弥漫表达 ER 及 PR，符合子宫内膜腺体表达；周围间质细胞免疫组化显示：ER（+）、PR（+）、波形蛋白（+）及分化群（CD）10（+），符合子宫内膜间质细胞表型。囊性子宫腺肌病虽然少见，但其结构特点明确，根据大体、镜下及免疫组化检查结果一般均可明确诊断，只是由于弥漫性子宫腺肌病同样可在病灶部位见到散在裂隙和囊腔，所以目前对于单一囊腔多大直径可以界定为囊性子宫腺肌病，并无统一标准。考虑到弥漫性子宫腺肌病病灶中的囊腔或裂隙均细小，极少数情况下囊腔直径＞5mm，所以目前比较倾向于单个囊腔直径应≥1cm才能诊断囊性子宫腺肌病。

IvoBrosens 等根据囊腔内衬上皮的病理学特点对子宫肌层内囊性病变进行了以下分类：①囊性子宫腺肌病：完整的或部分囊腔内衬有内膜样腺体和间质；②非子宫腺肌病囊肿：囊壁内衬其他不同类型的上皮细胞；③囊性退化型子宫肌瘤：内衬上皮缺失，仅可见周围平滑肌组织增生包绕；④未分类囊肿：囊壁缺如。这一分类有助于我们对囊性子宫腺肌病进行鉴别诊断。

（3）子宫内膜息肉样腺肌瘤（polypoid adenomyoma of the uterus，PA）：其是子宫腺肌病特殊的少见类型，亦有人将此型归类于子宫内膜息肉。形态多为带细蒂息肉样肿物，自宫腔底部长出，以后壁多见。组织成分中含有大量内膜样腺体，同时混杂平滑肌成分和厚壁血管。腺体分布不规则，大小、形态不一，部分可见不规则分枝；腺上皮细胞呈柱状或假复层柱状，无异型性。免疫组化显示，腺上皮细胞和间质细胞 ER（+）、PR（+）、P53 弱阳性，间质细胞平滑肌肌动蛋白（SMA）（+）、肌间线蛋白（+）、CD10 局灶弱阳性。与普通子宫内膜息肉的区别在于息肉内不含有平滑肌成分。

与典型 PA 相对应的还有非典型息肉样腺肌瘤（atypical polypoid adenomyoma，APA），1981 年首次被命名。APA 通常发生在绝经前的女性中，常见部位是宫体下段或颈管上段，多为圆形肿块，平均直径≤ 2cm，基底部有蒂或宽茎，与周围组织有相对明显的分界线。切面颜色灰黄或红色，实性质硬，有时可见到类似于子宫腺肌病标本切面的含血小囊腔。镜下由结构复杂、非典型细胞的子宫内膜腺体和丰富的平滑肌和纤维组织成分组成。90% 病例显示腺细胞存在广泛的鳞状上皮化生或桑葚样化生，并可以出现角化。腺体有一定程度的扭曲，并可有分枝及出芽的形态表现，但没有背靠背、共壁或筛孔状结构。腺上皮细胞有一定的异型性，表现为核略增大、核膜增厚、核仁明显，但核分裂象少见。间质内见丰富的平滑肌细胞，排列较乱，偶尔可夹杂少量纤维组织成分。平滑肌增生较活跃，但分裂象少于 2 个 /10HPF，间质免疫表型为肌间线蛋白及 SMA 阳性，间质细胞的核分裂活动通常很低，每 10 个高倍镜视野不多于 2 ～ 3 个核分裂象。Longacre 等根据腺体组织结构的异型程度把 APA 分为 APA-L 和 APA-H 两种类型，病变中含分枝及出芽等复杂结构腺体的成分≥ 30% 时属 APA-H，反之为 APA-L，若 APA-H 中发现灶性分布，结构上具有高分化子宫内膜癌的区域，有子宫肌层浸润倾向时则属于具有低度恶性潜能的子宫内膜非典型性息肉样腺肌瘤（atypical polypoid adenomyoma with low malignant potential，APA-LMP），以强调其具有肌层浸润甚至癌变的潜在危险性。

　　除上种分类方法外，Pistofidis GA 于 2015 年也根据子宫腺肌病组织学特征提出弥散型、结节型、硬化型和囊性 4 种分类，其中后三类也可归纳为局限性子宫腺肌病。各自组织病理学特点为：①弥漫性子宫腺肌病：子宫腺肌病病灶在正常子宫肌层内弥漫性生长，病变周围的平滑肌纤维成束状生长伴有少量的支持胶原。②硬化型子宫腺肌病：很可能是一种退变现象，子宫腺肌病病灶处于致密包裹的胶原纤维中，病灶周围为正常肌层或子宫肌瘤。③结节性子宫腺肌病：子宫腺肌病灶位于平滑肌组织中，周围是紧密排列的平滑肌纤维，可能是平滑肌反应性增生的表现。④囊性子宫腺肌病：大体检查可见肌层内大的囊腔，内可见巧克力样稠厚液体积聚，组织学显示为子宫内膜样上皮内衬单层腺上皮细胞和子宫内膜间质，腺细胞具有嗜酸性细胞质和圆形或长杆形细胞核，部分核深染，囊腔周围有子宫平滑肌束包围。此外还有常见的根据超声-病理表现分型：①弥漫型：异位子宫内膜样组织呈弥漫性浸润子宫肌层，引起肌纤维和间质增生，子宫弥漫性增大，此型常见，诊断也相对明确。②局灶型：以子宫内膜局限性浸润肌层为特点，周围平滑肌组织无明显增生，病灶范围小，易漏诊。③腺肌瘤型：此型与局限性的区别在于，异位内膜周围平滑肌纤维明显增生，呈肌瘤样但无假包膜。

15. 子宫腺肌病恶变虽然罕见，但也有明确的组织学病理诊断标准

子宫腺肌病恶变罕见，仅有个案或病例组报道。武艳霞等在2011年统计文献报道已知病理类型共47例恶变病例，其中子宫

内膜样腺癌 38 例（80.85%）、子宫透明细胞腺癌 3 例（6.38%）、子宫间质肉瘤 3 例（6.38%）、子宫浆液性乳头状腺癌 2 例（4.26%）、子宫腺肉瘤 1 例（2.13%），但总体倾向于分化较好的肿瘤类型。子宫腺肌病恶变应与癌症的肌层浸润相鉴别。诊断需满足目前国际公认的 Sampson 标准和 Scott 补充标准。Sampson 标准：①癌组织和异位内膜组织并存于同一病变中；②二者具有组织学相关性；③排除其他原发肿瘤的存在。Scott 补充标准：显微镜下见异位子宫内膜向恶性移行的形态学证据。Cloman 在前两者基础上进一步明确了子宫腺肌病恶变的组织学病理诊断标准：①子宫内膜及盆腔其他部位无恶性病变存在；②确定恶性病变起源于子宫腺肌病病灶部位上皮或间质，而非其他部位恶性病变侵犯或转移；③恶性病灶周围有子宫内膜腺体或间质细胞，或有子宫腺肌病存在的证据。癌灶与异位子宫内膜间的连续关系是诊断的直接依据，如果有以下情况：异位内膜与癌灶共同发生在少见的部位、少见的组织学类型或有较长的子宫内膜异位症病史，均可以作为有力补充的间接依据。

16. 子宫腺肌病的组织学病理诊断仍有未尽明确之处

子宫腺肌病是妇科常见疾病，但是对它的组织学病理诊断仍有未尽明确之处。首先在组织学标本中，异位内膜腺体侵入肌层多深才能判断为子宫腺肌病，目前还没有统一意见。有认为 1 个高倍镜视野宽度（通常是 500μm），也有认为应该到达 25% 子宫肌层宽度的距离。虽然已有统计证据显示临床症状与浸润深度无对应一致关系，但在病理科医师中仍是最重要且亟待解决的问题之一。此次，关于 EMI，在解剖学观察中仍未明确其位置，更何况约 20% 绝经前女性以及更多绝经后女性，即使在核磁共振中也不能发现 JZ 的存在。也有研究者提出"内膜下肌层单位"将作为一种新的病理名词，与子宫腺肌病相关联但不等同，认为其在子宫腺肌病、不孕症和妊娠并发症相关。对 EMI 的研究将继续成为研究热点。另外，目前分类系统多样，尚无统一定义，且组织学分类与影像学分类之间不能完全统一，也是未来需要解决的问题。

参考文献

1. 曹泽毅. 中华妇产科学. 3 版. 北京：人民卫生出版社，2013.

2. 胡再孟. 子宫腺肌症的病理生理机制和诊断学研究进展. 医学研究杂志，2014，43（3）：15-18.

3. Rizvi G, Pandey H, Pant H, et al. Histopathological correlation of adenomyosis and leiomyoma in hysterectomy specimens as the cause of abnormal uterine bleeding in women in different age groups in the Kumaon region：A retroprospective study. Journal of mid-life health, 2013, 4（1）：27-30.

4. Shelkovnikova NV, Lushnikova EL, Pichigina AK, et al. Structural and Functional Basis of Chronic Pelvic Pain Syndrome during Combined Chronic Cystitis

and Adenomyosis. Bull Exp Biol Med，2015，158（6）：742-747.

5. Zhang Y，Zhou L，Li TC，et al. Ultrastructural features of endometrial-myometrial interface and its alteration in adenomyosis. Int J Clin Exp Pathol,2014,7(4)：1469-1477.

6. Koukoura O，Kapsalaki E，Daponte A，et al. Laparoscopic treatment of a large uterine cystic adenomyosis in a young patient. BMJ case reports，2015，pii：bcr2015210358.

7. 贺其志，朱慧庭，章华，等.囊性子宫腺肌瘤临床病理分析及文献复习.同济大学学报（医学版），2011，32（5）：94-97.

8. Calagna G，Cucinella G，Tonni G，et al. Cystic adenomyosis spreading into subserosal-peduncolated myoma：How to explain it. Int J Surg Case Rep，2015，8C：29-31.

9. Brosens I，Gordts S，Habiba M，et al. Uterine cystic adenomyosis：a disease of younger women. J Pediatr Adolesc Gynecol，2015，28（6）：420-426.

10. 李锦，吴瑞瑾.子宫内膜腺肌瘤样息肉 91 例临床分析.实用妇产科杂志，2014，30（5）：358-361.

11. Tinelli A，Malvasi A. Uterine Myoma，Myomectomy and Minimally Invasive Treatments. Germany：Springer International Publishing，2014.

12. Němejcová K，Kenny SL，Laco J，et al. Atypical Polypoid Adenomyoma of the Uterus An Immunohistochemical and Molecular Study of 21 Cases. Am J Surg Pathol，2015，39（8）：1148-1155.

13. Kurashvili YB，Guus AI，Kogan EA，et al. Clinical and Morphological

Features of Focal Adenomyosis. International Journal of BioMedicine, 2013, 3 (3)：166-169.

14. 周东华，田杰，陈莹，等 . 子宫腺瘤样瘤 36 例临床病理分析 . 临床与实验病理学杂志，2013，29 (3)：265-268.

15. Matsuo K，Cahoon SS，Gualtieri M，et al. Significance of adenomyosis on tumor progression and survival outcome of endometrial cancer. Ann Surg Oncol，2014，21 (13)：4246-4255.

16. Zhu HL，Gao SY，Shen DH，et al. Clinicopathological Characteristics of Ten Patients with Atypical Glandular Hyperplasia Transformation of Adenomyosis. Chin Med J (Engl)，2016，129 (3)：364-366.

（蔡　泓　孙爱军）

影像学是子宫腺肌病最有效的无创诊断方案

子宫腺肌病是由于子宫内膜基底部侵入子宫肌层内造成的弥漫性或局灶性病变。既往多在手术病理检查后发现此病，随着对此疾病的深入认识、影像学技术的进步，越来越多的患者能够通过临床表现和影像学检查获得诊断并对治疗做出指导性建议。目前对子宫腺肌病进行无创诊断和鉴别诊断的影像学技术主要是超声和 MRI，而盆腔 CT、子宫 X 线造影等不适于本病的诊断。近年新的技术尝试也在逐渐应用到本病的诊断中来。

17. 子宫腺肌病具有特征性的影像学改变

基于前文已讲述的子宫腺肌病的病变机制，其可形成特征性的形态学改变，通过影像学技术检查，可在子宫内膜结合带厚度增加、子宫形态球形增大或肌层异常增厚、子宫肌层回声丧失一致性等方面发现端倪。

（1）子宫结合带（uterine junction zone，JZ）增厚：子宫结合带是子宫内膜与子宫肌层的连接区，由子宫内膜基底层与子宫内膜下肌层组成，分别称为 JZ 内膜层和 JZ 肌层。正常 JZ 厚度≤ 5mm，具有特殊的收缩功能，在维持子宫正常的结构和功能中起重要作用。JZ 厚度受多种因素影响：①随激素发生周期性变化，月经期 JZ 最宽，绝经后、妊娠期或月经初潮前 JZ 通常显示不清。在月经期前 2 天，结合带厚度甚至可＞ 12mm；② JZ 厚度随年龄增加而增加；③ JZ 与子宫肌层的短暂收缩相关。

子宫腺肌病由于子宫内膜组织直接侵入与肌层紧密相连，子宫内膜可呈现不规则的形态，局部形成坑陷，内层肌细胞则增殖，因此 JZ 受到破坏，呈不规则增厚。这种现象一般并不说明发现内膜腺体和基质，但可提示子宫腺肌病病灶。

（2）子宫形态球形增大或肌层异常增厚：入侵的内膜使病灶周围结缔组织反应性增生，子宫肌层细胞增生，继而子宫增大、肌层增厚。局限型者平滑肌会因极度增生而形成球体即子宫腺肌瘤。

（3）子宫肌层回声丧失一致性：弥漫性侵入肌层的内膜随着月经周期的变化发生反复出血，内膜微血管生成增加，血管构成发生改变，出现囊性出血性病灶，病灶与周围正常的肌层分界不清，病灶周围平滑肌及结缔组织反应性增生，成粗条状纤维带及微型囊腔，可在囊腔中见陈旧血液。故肌层回声的一致性丧失。

18. 超声对于子宫腺肌病的诊断具有无创、方便、经济、可重复性等优点

（1）超声操作具有无创、方便、经济、可重复性等优点，其超声特点为：①子宫球形增大，形态常饱满，肌层增厚；②肌层回声不均，肌层内囊肿（散在分布1～7mm的圆形无回声区域）；③扭曲和异质性的肌层回声，内部结构比较松散、回声不均匀，呈现出条索、强光点及光斑等特征；④界限不清的病灶高回声，往往没有明显的包膜回声；⑤内膜线移位，绝大多数患者以后壁增厚明显，故内膜线前移。最有预测价值的超声发现是边界不清的肌层异质性。

（2）按照子宫腺肌病的病理改变分类，超声表现主要有：①弥漫型（图1）：病灶范围广，子宫体积明显变大，形态饱满，常见后壁肌层肥厚，造成宫内膜前移；多数病变部位回声较强，呈粗颗粒状，其中可见大小不一的小囊样回声，一些病变区域可见栅栏样图形，但团块回声不明显，具有典型的二维图形特征，结合患者病史可确诊。②局限型（图2）：病变区域只限于部分宫壁，常见强点状回声和网状低回声，病变边缘较规整，但边界模糊，一些部位有立体球形感，但无包膜，腺肌瘤属于此型。③混合型：具有弥漫型和局限型的超声特征。彩色多普勒血流显像（CDFI）显示其病变周围有稀疏点和条状血流，病变范围内只有稀疏点状血流，可测及流速极低的静脉频谱，CDFI无明显特异性。

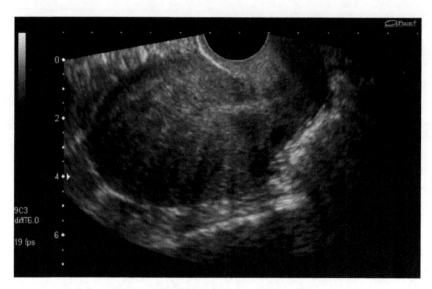

图1　弥漫性子宫腺肌病（彩图见彩插1）

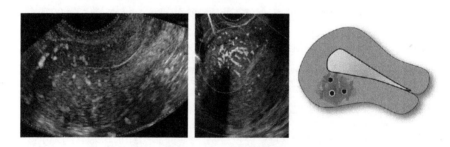

图2　局限性子宫腺肌病（彩图见彩插2）

（3）Bazot 等比较了经阴道超声（TVS）和经腹超声（TAS）不同影像学诊断子宫腺肌病的准确性，以及和子宫切除后病理诊断的相关性，发现 TAS 的准确性不如 TVS。有文献报道经阴道超声诊断子宫腺肌病的敏感性为 65%～81%，特异性为 65%～100%，TVS 已成为子宫腺肌病的一线诊断方法。

（4）关于子宫腺肌病与子宫肌瘤的影像学鉴别，阴道超声检查的下述不同特点可供参考：①子宫肌瘤者子宫形态不规则，假包膜完整使边界较清晰，呈旋涡状或"栅栏征"；而子宫腺肌病则因子宫内膜浸润肌层且随月经周期性出血、吸收、增生，无包膜且界限不清，回声强弱不等；②子宫肌瘤者瘤体内部血流没有假包膜外丰富，故在瘤体周围能看到环状或半环状较内部强的血流信号，呈"抱球感"；子宫腺肌病则与子宫肌瘤相反，内部血流较周边丰富，表现为稀疏杂乱的星点状或短棒状血流信号；③子宫腺肌病子宫体积及病灶在月经前后有较明显变化，超声检查也有动态变化，而子宫肌瘤的子宫体积及瘤体回声不随月经改变，对难以分辨的患者可以在患者的月经期前后行超声进行鉴别比较，可增加准确率。

超声检查在鉴别子宫腺肌病和子宫肌瘤方面仍存在一定的困难。有文献报道，如果合并肌瘤，超声诊断敏感性会降低到33%。多数学者认为对于合并子宫肌瘤的子宫腺肌病，及难以鉴别的病例，可以使用 MRI 作为补充检查。

19. 核磁共振技术可作为超声检查后的补充检查

（1）MRI 的正常子宫结构：MRI 能较好地显示生育期女性子宫的 3 层结构：①中心线状高信号（子宫内膜、宫腔及其分泌物）；②中间带状低信号（由子宫肌层内 1/3 形成，又名结合带）；③外周等信号区（子宫肌层外 2/3 形成）。以 T2 加权成像矢状位显示最佳，结合带厚度超过一定临界值是诊断子宫腺肌病有力的指标。

(2) 子宫腺肌病的 MRI 表现

1) 结合带增厚：结合带正常结构的破坏与异常增厚在 T2 加权成像上表现为低信号结合带的弥漫性或局灶性增厚，边缘模糊。目前结合带增厚诊断子宫腺肌病尚无统一标准，常用以下 3 种方法评估：①结合带最大厚度：目前诊断子宫腺肌病最常用的标准之一是结合带厚度＞ 12mm，其诊断的准确性为 85%，特异性为 96%，但敏感性较低，仅为 78%，这可能因为其他疾病如功能失调性子宫出血、子宫内膜异位症等也可以引起结合带区肌细胞的增殖，表现为结合带异常增厚。JZ 厚度越大，诊断子宫腺肌病的特异性越高；当 JZ 厚度＜ 8mm 可基本排除子宫腺肌病的可能。②结合带比：即结合带最大厚度与子宫肌层全层厚度的比值。这能有效地减小子宫个体大小差异对诊断的影响。Bazot 等认为结合带比＞ 0.4 与结合带厚度＞ 12mm 有着相似的敏感性和特异性。文献报道 MRI 上以 JZ＞ 12mm 或 JZ 厚度 / 肌层厚度比值＞ 0.4 为子宫腺肌病诊断标准，敏感性为 70%～ 86%，特异性为 86%～ 93%，准确性为 85%～ 100%。③结合带差：即结合带最大厚度与最小厚度差。Dueholm 等认为当结合带差＞ 4.6mm 时，诊断子宫腺肌病的敏感性比结合带厚度＞ 12mm 更高。这个指标能最大限度地降低月经周期结合带生理性增厚的影响，但是当结合带弥漫、均匀异常增厚时，其临床意义受限。

2）病灶内的高信号：囊性扩张的内膜腺体散在分布时或异位的子宫内膜组织出血时，在 T1 加权成像、T2 加权成像均表现为高信号。在 T2 加权成像上偶见子宫内膜向肌层延伸的条线状高信号，这代表着子宫内膜基底层直接侵及肌层，当其出血或边界不清时，则常表现为子宫内膜假性增厚。

3）子宫腺肌瘤：是腺体在子宫肌层局灶性分布形成，主要表现为在 T2 加权成像上肌层内局限性分布的低信号肿块，常与结合带分界不清。其有 3 种表现类型：①息肉样子宫腺肌瘤：典型表现为延伸至宫腔的带蒂或无柄的息肉样，T2 加权成像低信号肿块，其中夹杂着高信号的出血灶，主要累及绝经前期的女性，造成不规则阴道流血，约占子宫内膜息肉的 2%，有时可误诊为侵及肌层的子宫内膜癌。②浆膜下腺肌瘤：在 T1 加权成像上表现为临近浆膜面的、有高信号腔隙的外生性肿块。③肌层腺肌瘤：T2 加权成像上表现为子宫肌层内 2 ～ 7cm 的圆形或椭圆形低信号肿块，长轴常与内膜中线平行，边界欠清，周围内膜受压不明显，内常散在高信号灶，当出现内膜延伸至肌层的条线状高信号时更具诊断意义。此外该病灶的表观扩散系数（ADC）值介于子宫肌层与子宫肌瘤之间。该型腺肌瘤可行肿块切除术，因此术前及时识别这种腺肌瘤征象极具临床意义，可为患者保留生育功能提供可能。

4）囊性子宫腺肌病：当肌层内异位的内膜组织严重出血时常导致囊性子宫腺肌病，表现为子宫肌层内长径 > 10mm，呈低信号、环包裹的囊性病灶，有时囊壁在 T2 加权成像上可出现内侧低信号和外侧略高信号，分别代表着结合带和外侧肌层。当子宫角单侧或双侧出现囊性病灶时即为宫角囊性子宫腺肌病，患者常表现为极其难忍的原发性痛经。

5）其他间接征象：研究显示有39%的子宫腺肌病患者在T2加权成像横切面上直肠形态呈泪滴状改变，其中至少68%的患者结合带形态完整，没有明显增厚；有39%的患者合并卵巢巧克力囊肿，其中至少63%的患者结合带无明显增厚。

（3）MRI在鉴别子宫腺肌病与子宫肌瘤的价值：如果没有其他子宫病灶的话，MRI诊断子宫腺肌病的敏感性和特异性分别达87%和100%。与TVS的准确性是类似的，但因其价格相对较高，不作为临床首选检查。如果合并子宫肌瘤，TVS的诊断准确性降低，而MRI诊断子宫腺肌病的敏感性为95.56%，特异性为100%，准确性为97.53%，都明显高于超声检查。因此，MRI可作为超声检查后的补充检查。

20. 目前的影像学新技术基本是基于超声和核磁共振的延伸

（1）超声新技术

1）三维超声：超声是临床诊断子宫腺肌病最常用的影像学方法。但受超声分辨力的限制，常规二维超声上很难显示JZ，而三维超声重建技术能多平面立体观察子宫各层结构，再经后台处理软件分析，能在冠状平面上观察到JZ，因此可用于JZ的观察和疾病诊断评估。Exacoustos 等应用三维超声技术观察子宫腺肌病患者的子宫 JZ 情况，以最大 JZ 厚度≥ 8mm 为子宫腺肌病诊断标准，敏感性为 84%，特异性为 75%，阳性预测值为73%，阴性预测值为 86%；以结合带差≥ 4mm 为子宫腺肌病诊断标准，敏感性为 88%，特异性为 83%，阳性预测值为 80%，阴性预测值为 89%。

2）实时弹性成像技术（real-time elastosonography）：在超声操作的基础上，使用特殊软件对目标器官及周围组织受压后波形变形进行比较，可准确分析出目标器官的性状及硬度。目前此技术已广泛应用于乳腺、甲状腺、前列腺等表浅组织疾病的诊断，在妇科领域应用较少。已有文献尝试使用经阴道实时弹性成像技术诊断子宫、宫颈疾病。因为部分子宫腺肌病肌层浸润、质地柔软，而子宫肌瘤质地较硬，所以此技术可能对两种疾病的鉴别诊断起到帮助。

（2）MRI 新技术应用

1）核磁共振扩散加权成像（DWI）：是通过测量 ADC 值定量反映水分子运动受限的无创性功能成像技术，能为子宫腺肌病诊断提供线索。相对于恶性病变及子宫肌瘤，子宫腺肌病病灶中细胞数目较少，常表现为较高的 ADC 值，因而一个相对高的ADC 值和 T2 加权成像上低信号病灶中点状高信号，或许可用于子宫腺肌病与子宫肌瘤、恶性肿瘤的鉴别诊断。

2）磁共振波谱（MRS）：是一种无创性观察活体组织代谢

及生化变化的技术。研究显示：子宫腺肌病患者结合带区增生的肌细胞细胞质丰富，线粒体数量增加、体积增大、空泡化明显，且无周期性改变，其代谢特点在 MRS 上表现为一个相对低的胆碱峰，与子宫恶性肿瘤的高代谢明显不同。因此此技术可帮助用于子宫腺肌病与子宫恶性肿瘤的鉴别。

3）时间-空间标记反转脉冲磁共振血管成像（time spatial labeling in version pulse，T-SLIP）技术：是一种无需对比剂就能评价复杂脉管系统的高分辨血管成像技术，此技术研究可用于安全评估妊娠期子宫腺肌病患者及胎儿状态。

4）磁敏感加权成像（SWI）：是一种利用不同组织磁敏感程度差异产生影像对比的成像方法。由于子宫腺肌病中出血灶常见，而 SWI 对于血液代谢产物及铁质沉积非常敏感，能更敏感地发现传统 MRI 几乎难以发现的小的出血灶。理论上特别有利于不典型子宫腺肌病的诊断，但其临床价值仍有待进一步的研究。

总之，影像学检查在子宫腺肌病的诊断中发挥着重要作用，各种不同的生理或病理状态可影响子宫腺肌病典型征象的显示，给影像学诊断带来挑战。新的超声及 MRI 技术将为应对这些挑战提供可能。

参考文献

1. Novellas S, Chassang M, Delotte J, et al. MRI characteristics of the uterine junctional zone：from normal to the diagnosis of adenomyosis. American journal of

roentgenology, 2011, 196 (5): 1206-1213.

2. Leyendecker G, Bilgicyildirim A, Inacker M, et al. Adenomyosis and endometriosis. re-visiting their association and further insights into the mechanisms of auto-traumatisation. an MRI study. Arch Gynecol Obstet, 2015, 291 (4): 917-932.

3. Shwayder J, Sakhel K. Imaging for Uterine Myomas and Adenomyosis. Journal of minimally invasive gynecology, 2014, 21 (3): 362-76.

4. 陆海迪，强金伟. 子宫腺肌症的 MRI 研究现状及进展. 实用放射学杂志，2016, 32 (5): 792-795.

5. Sharma K, Bora MK, Venkatesh BP, et al. Role of 3D Ultrasound and Doppler in DifferentiatingClinically Suspected Cases of Leiomyoma and Adenomyosis ofUterus. J Clin Diagn Res, 2015, 9 (4): QC08-12.

6. Exacoustos C, Brienza L, Di Giovanni A, et al. Adenomyosis: three-dimensional sonographic findings of the junctional zone and correlation with histology. Ultrasound Obstet Gyneeol, 2011, 37 (4): 471-479.

7. Tessarolo M, Bonino L, Camanni M, et al. Elastosonography: a possible new tool for diagnosis of adenomyosis. Eur Radiol, 2011, 21 (7): 1546-1552.

8. Jha RC, Zanello PA, Ascher SM, et al. Diffusion-weighted imaging (DWI) of adenomyosis and fibroids of the uterus. Abdom Imaging, 2014, 39 (3): 562-569.

9. Takeuchi M, Matsuzaki K. Adenomyosis: usual and unusual imaging manifestations, pitfalls, and problem solving MR imaging techniques. Radiographics, 2011, 31 (1): 99-115.

10. Yorifuji T, Makino S, Yamamoto Y, et al. Time spatial labeling inversion

pulse magnetic resonance angiography in pregnancy with adenomyosis. J Obstet Gynaecol Res, 2013, 39 (10) : 1480-1483.

11. Takeuchi M, Matsuzaki K, Harada M. MR manifestations of uterine polypoid adenomyoma. Abdom Imaging, 2015, 40 (3) : 480-487.

（程　炜　孙爱军）

子宫腺肌病的流行病学在不同人群中差别较大

子宫腺肌病是一种常见的妇科疾病，是指具有生长功能的子宫内膜腺体和间质侵入子宫肌层，在子宫肌层内弥漫性生长，也可呈局限性增生。国外于 1860 年首次报道发现子宫内膜腺体存在于子宫肌层内，19 世纪已出现 "adenomyoma" 这一疾病名，直至 1972 年由 BIRD 以 "adenomyosis" 定义为一种良性的疾病。尽管该疾病已经被发现一个多世纪，但可靠的流行病学研究却很有限，一方面可能与目前该疾病的病因、发病机制、影响因素等尚不明确有关；另一方面诊断标准存在较大的差异，术前诊断过于轻率而使该疾病在临床上遭到滥用，严重影响了明确该疾病发生率、患病率以及相关危险因素，并且明确限制了何等程度的子宫腺肌病会引起不同的临床症状。

21. 了解子宫腺肌病的诊断标准、分级和分类有助于理解其流行病学

子宫腺肌病在国内曾称为"内在性内膜异位症"，而将非子宫肌层的子宫内膜异位症称"外在性子宫内膜异位症"以示区别，自1991年全国子宫内膜异位症学术研讨会讨论子宫腺肌病与子宫内膜异位症的发生机理和病理变化不同，故不再应用内在性子宫内膜异位症的名称，已将其划分为一种独立的疾病。目前普遍认为子宫腺肌病是子宫内膜基底层与子宫肌层之间的正常界线遭到破坏，从而使子宫内膜腺体侵入子宫肌层，导致子宫肌层内出现异位腺体，并引起邻近子宫肌层肥厚和增生，导致这一病理过程的原因目前尚不明确。子宫腺肌病的岛状病灶可能遍布子宫肌层，即弥漫型；少数也可局限于某一部位，即局限型，也就是所谓的腺肌瘤。按照传统，在子宫内膜与子宫肌层交界处以下至少一个低倍镜视野的距离处（≥4mm）发现子宫内膜腺体和间质即可做出组织学诊断，也有学者提议两个低倍镜视野的距离。近年来采用的标准并不严格，很大程度上影响了不同临床状况下报道的发病率。Zaloudek 和 Norri 指出，当子宫内膜下缘与子宫肌层受累部位之间的距离超过半个低倍镜视野（相当于约2.5mm间距）时即可做出子宫腺肌病的诊断。Hendrickson 和 Kempson 指出，只有病变累及子宫壁总厚度的1/3以上时才可做出子宫腺肌病的诊断，而 Ferenczy 认为，当子宫内膜和子宫肌层交界

处与最近的子宫腺肌病病灶之间的距离超过 25% 的子宫肌层总厚度时，可做出诊断。在过去 15 年中，绝大部分研究人员采用 2.5mm 作为临界值，因此，子宫内膜和子宫肌层交界处与受累部位之间的这一距离便成为诊断子宫腺肌病所公认的标准浸润深度。

目前已有几项方案根据病变类型和范围对子宫腺肌病进行了分级，这具有重要意义，因为该疾病的症状以及保守治疗的疗效均与子宫肌层的侵入程度和累及范围具有相关性。Siegler 和 Camilien 建议根据子宫肌层的侵入深度对子宫腺肌病进行分级，1 级、2 级及 3 级分别对应内 1/3（浅表性子宫腺肌病）、2/3 和全部子宫肌层（深部子宫腺肌病）受累。此外，还应根据组织学检查中观察到岛状异位内膜的数量，将子宫腺肌病分为轻度、中度和重度（分别为 1 ～ 3 个、4 ～ 9 个和 ≥ 10 个）。Hulka 等认为轻度子宫腺肌病是病灶仅显微镜下可见或仅累及子宫肌层的内 1/3；局限型子宫腺肌病包括局限型腺肌瘤，当病变扩展到子宫肌层的外 2/3，甚至出现肉眼可见的全子宫受累时，即诊断为重度或弥漫型子宫腺肌病。

Sammour 等将子宫切除标本中观察到的子宫腺肌病分为 4 类，对应的受累子宫肌层厚度分别为：< 25%、26% ～ 50%、51% ～ 75% 及 > 75%。此外，他们还计算了"侵入比"（侵入深度 / 子宫肌层厚度），用以表示疾病程度，并通过研究每张切片中的病灶数量对扩散程度进行了评估。

PaoloVercellini 等建议采用严格的诊断标准评估腺体和间质在子宫肌层中的侵入深度，包括两个方面，一是绝对测量（除外基底层下病变）；二是浸润占子宫壁厚度的比例。此外，应该采用一种分级系统描述子宫肌层内的病变范围，以避免对疾病做出过度诊断，或避免对差异非常大的研究人群进行评估，并能使研究人员和临床医师对一致性更高的数据进行可靠对比。Siegler 和 Camilien 提议采用 4 个参数描述子宫腺肌病：①存在病灶：与子宫内膜和子宫肌层交界处，距离 > 2.5mm；②侵入深度：轻度（1/3 以内）、中度（1/3 至 2/3）、重度（2/3 以上）；③用每低倍镜视野中病灶数量来表示扩散程度：1 级（1 ~ 3 个岛状病灶）、2 级（4 ~ 10 个岛状病灶）、3 级（> 10 个岛状病灶）；④病变形态：弥漫型 *vs.* 结节型 / 局限型。

22. 子宫腺肌病发生率存在广泛差异

现已发表的妇女流行病学研究报道，子宫腺肌病发生率存在广泛差异。近年来，子宫腺肌病发病率因诊断技术的提高而明显逐年上升，从 5% ~ 70% 不等，平均为 20% ~ 30%。不同种族、人种及地域之间具有普遍差异。由于子宫腺肌病是一种良性疾病，以往仅能在术后通过子宫切除标本做出诊断，而此时疾病往往已经治愈，病理诊断不会对患者产生临床影响，因此病理医师并无迫切的临床必要性去严格遵循任何一套诊断标准，病理医师对该疾病的认知所分析的子宫肌层样本的数量和部位以及所采用

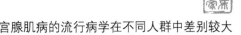

的组织学标准均可对子宫腺肌病的诊断产生重要影响，故会对子宫腺肌病的流行病学特征造成很大的偏倚。因此，尽管子宫腺肌病是影响数百万女性的一种常见疾病，但是有关该病的流行病学研究相对缺乏，医学界对高危人群的流行病学特征也了解甚少。

文献报道，子宫腺肌病比较高发的人群为 30～50 岁的妇女，40 岁以上经产妇是发病的高危人群。大部分已发表的研究仅对接受子宫切除术的晚育期和围绝经期妇女进行了评估。这些报道仅能说明子宫切除术主要在这一年龄组中进行，能代表晚育期和围绝经期妇女患子宫腺肌病的情况，而无法推断所有患子宫腺肌病的妇女。但是，近年来子宫腺肌病发病率有明显上升的趋势，且发病患者群年轻化。因此，人们关注更为年轻的妇女子宫腺肌病的流行病学研究，近几年使用经阴道超声和 MRI 非外科学诊断技术发现女性在 20～30 岁时已患子宫腺肌病。

分析子宫腺肌病的流行病学影响因素有助于对疼痛和生育能力低下的潜在相关疾病提出病因假设。为了评估子宫腺肌病的患病率和危险因素，米兰大学妇产科开展了一项研究，对 1990—1992 年间接受子宫切除术的 1334 例女性病例进行了数据分析。这些患者中有 332 例（25%）诊断出子宫腺肌病，其来自 627 例子宫肌瘤和月经过多患者中的 146 例（23%）；265 例子宫脱垂患者中的 68 例（26%）；98 例卵巢囊肿患者中的 21 例（21%）；100 例宫颈癌患者中的 19 例（19%）；110 例子宫内膜癌患者中的 31 例（28%）；57 例卵巢癌患者中的 16 例（28%），以及

77 例其他指征患者中的 19 例（25%），上述差异均无统计学显著意义。米兰大学妇产科于 1993—1994 年间的另外一项横断面研究，对接受子宫切除术的 707 例女性病例进行了分析，发现 150 例子宫腺肌病患者（21%）。该病在因卵巢囊肿（30%）和脱垂（31%）接受手术的妇女中发生频率相似，但是在子宫肌瘤和月经过多（15%）或生殖器癌症（25%）的妇女中发生率较低。Vavilis 等对在塞萨洛尼基亚里士多德大学妇产科接受子宫切除术的 594 例妇女进行了一项非常类似的研究。这些患者中有 116 例（20%）发现子宫腺肌病，其中包括 63 例子宫肌瘤患者（21%）；11 例生殖器脱垂患者（26%）；11 例良性卵巢肿瘤患者（18%）；6 例子宫内膜增生患者（14%）；2 例宫颈癌患者（18%）；10 例子宫内膜癌患者（16%），以及 13 例卵巢癌患者（21%）。

Bergholt 等对两年时间内接受子宫切除术的 549 例女性病例进行了连续研究，证实了子宫腺肌病的诊断频率存在广泛差异，采用不同诊断标准时子宫腺肌病的患病率从 10% ～ 18% 不等。Seidman 和 Kjerulff 回顾了来自马里兰妇女健康研究，对 1252 份子宫切除的病理标本报告进行评估，以评估同一地理区域内 33 家医院在子宫腺肌病组织学方面，诊断发病率的差异。不同医院诊断子宫腺肌病的发病率从 12% ～ 58% 不等，而 25 位病理医师诊断子宫腺肌病的发病率从 10% ～ 88% 不等，这些较大的差异无法用患者年龄和妊娠次数的不同进行解释。因此，作者认为子宫腺肌病可能遭到了过度诊断，需要在实践中制定严格且规范的诊断标准。

23. 子宫腺肌病发病因素尚无定论

子宫腺肌病发病因素尚无定论，故该疾病发病高危因素的研究报道不多。一些学者从月经初潮年龄、产次、人工流产、自然流产、现患子宫内膜异位症、口服避孕药、宫内节育器的使用、刮宫术、月经过多、痛经、慢性盆腔疼痛、性交疼痛、不孕不育以及剖宫产、吸烟等多因素进行了调查发现，子宫腺肌病与产次的关系研究最为清楚。以病理为基础的几项调查发现子宫腺肌病患者的平均产次要高于没有子宫腺肌病的女性，而且并没有充分的证据表明子宫腺肌病与不育之间有因果关系。随着影像学诊断技术的进步，以及越来越多的女性选择推迟妊娠，子宫腺肌病相关的不育和流产问题日益引起重视。已有一些小型研究发现子宫腺肌病和女性终身的不育风险存在显著的相关性。但上述假说在近年的文献中受到很多质疑。对照研究发现，超声诊断子宫腺肌病的患者在进行体外受精-胚胎移植（IVF-ET）或细胞内单精子注射（ICSI）的辅助生育过程中，其胚胎种植率与对照组是相似的，活产率也没有明显差别。可见，尚需进一步的研究分析子宫腺肌病与产次之间的因果关系。

24. 产次是影响子宫腺肌病最重要的因素

米兰大学开展的第一项子宫腺肌病流行病学研究显示，该疾病的发病率与生育次数直接相关，在有自然流产或人工流产史的个体中发病率更高。与未生育过的妇女相比，有 1 次或 2 次以上生育史的妇女中，该疾病发病率的比值比分别为 1.3 和 1.5（x^2趋势 =5.76，$P < 0.05$）。子宫腺肌病的风险与手术时的年龄、初潮年龄、手术指征、干预时的绝经状态以及是否有子宫内膜异位无相关性。这些研究表明，除生育次数以外，并无特殊临床状况与子宫腺肌病有相关性。

塞萨洛尼基的一项研究发现，子宫腺肌病不仅与生育次数显著相关（OR=5.03），还与剖宫产、人工流产、痛经以及异常子宫出血显著相关，但与子宫内膜异位无相关性。米兰大学开展的第二项子宫腺肌病流行病学研究发现，患子宫腺肌病的妇女接受子宫切除术时的平均年龄为（53±11）岁，而未患该疾病的妇女为（48±14）岁（$P < 0.05$）。子宫腺肌病在经产妇中的发病率高于未生育妇女，在有 1 次或 2 次以上生育史的妇女中比值比分别为 1.8（95%CI：0.9 ～ 3.4）和 3.1（95%CI：1.7 ～ 5.5）（x^2趋势 =20.71，$P < 0.01$）。该疾病与第一次生育时的年龄、人工流产史、口服避孕药或宫内节育器的使用以及是否有子宫内膜异位无相关性。自称月经量多的妇女发生子宫腺肌病的风险高于月经量正常的妇女（OR=1.7，95%CI：1.1 ～ 2.6）。初潮年龄、绝经状态、月经周期及经期与子宫腺肌病的发病率无相关性。患子宫腺肌病的妇女诉非月经性盆腔疼痛和性交困难的频率更高一些，但无显著意义，因此痛经与子宫腺肌病的发生频率无相关性。Bergholt 等未观察到子宫腺肌病与痛经、性交困难、慢性盆腔疼

痛，包括月经过多在内的子宫切除术指征、手术时的年龄以及生育次数具有显著相关性。

Parazzim 等对进行腹腔镜手术的 707 例患者（其中 150 例经病理证实患子宫腺肌病）进行问卷调查，指出多次妊娠和分娩可能造成子宫的损伤，故经产、习惯性流产和流产史均为危险因素。在妊娠或分娩过程中，子宫肌细胞会增生肥大，子宫壁的扩张与缩复有利子宫内膜向肌层侵入，能够存活的子宫内膜可能发生异位。另外，妊娠时的激素环境可能有助于岛状异位内膜的发展。当分娩时产程过长，不协调宫缩、出现难产、剖宫产、进行胎盘植入、人工剥离胎盘或手术时子宫切口处理不当等，这些因素均易诱发子宫腺肌病的发生。

25. 吸烟会降低子宫腺肌病的风险

米兰大学开展的第二项子宫腺肌病流行病学研究显示，吸烟妇女患子宫腺肌病的风险降低。与从未吸烟的妇女相比，目前正在吸烟者的危险度为 0.7（0.3 ～ 1.3），且危险度随每天吸烟数量的减少而降低，每天吸烟数量＜ 10 支的妇女与每天吸烟数量＞ 10 支的妇女比值比分别为 0.8 和 0.6（ x^2 趋势 =3.57，P=0.06）。人们认为吸烟改变激素代谢，导致子宫内膜异常的发生率减少。据报道，吸烟者的雌激素浓度较低，而子宫腺肌病恰恰是一种雌激素依赖性疾病。

26. 子宫内膜创伤是子宫腺肌病的病因之一

为了证实子宫内膜创伤是子宫腺肌病的病因之一，Levgur 等选取了 111 例患或不患子宫腺肌病且接受过子宫切除术的妇女作为研究对象，评估了这些人群曾进行终止妊娠的频率。共 10/17（59%）例子宫腺肌病患者和 9/19（47%）例子宫腺肌病合并平滑肌瘤患者曾终止过妊娠，8/39（20%）单纯平滑肌瘤患者和 8/36（22%）未患这两种疾病的妇女曾终止过妊娠（$P < 0.01$），提示手术创伤在子宫内膜侵入子宫肌层的发病过程中有一定作用。

Whitted 等对 200 例因良性疾病接受子宫切除术的妇女进行了回顾性研究，发现子宫腺肌病在曾进行过剖宫产的妇女中患病率增加。在 64 例（32%）检出子宫腺肌病的妇女中，19 例（30%）有剖宫产史，而有剖宫产史的妇女在未检出子宫腺肌病的妇女中所占比例为 23%（25/111，*OR*=1.87，95%*CI*：0.94 ~ 3.74）。

Curtis 等选取了 4 年内接受子宫切除术的 1850 例妇女为研究对象，分析刮宫术对子宫内膜和子宫肌层交界处的破坏是否是子宫腺肌病的危险因素。患子宫腺肌病的 368 例妇女（20%）中有人工流产史的频率高于无子宫腺肌病的妇女（分别为 17% 和 13%；*P*=0.02），两组患者曾行剖宫产术及在未孕状态下行诊断性刮宫的比例相似。曾经过刮宫术终止妊娠的妇女，其危险度随流产次数的增多而增加，3 次以上流产的妇女 *OR* 为 15.5

（95%*CI*：1.7 ～ 18.2）。对于曾经做过吸宫术终止妊娠的妇女来说，3 次以上流产的妇女患子宫腺肌病的危险度增加 5.9（95%*CI*：1.5 ～ 23.3）。作者指出，反复在妊娠期间行刮宫术会破坏子宫内膜与子宫肌层的边界，并促进子宫内膜在子宫肌层中种植、埋入和存活而极大地增加子宫腺肌病的风险。有趣的是，在未妊娠状态下进行刮宫术并不会增加患病风险，也就是说子宫内膜与子宫肌层的边界在妊娠状态下比在非妊娠状态下更容易遭到手术创伤的破坏，提示妊娠和宫腔操作是本病发病的诱发因素。

Panganamamula 等观察了 8 年内因良性疾病接受子宫切除术的 873 例妇女，其中 412 例（47%）检出子宫腺肌病，分别对各手术类型进行分析发现，患或不患子宫腺肌病的妇女在剖宫产、子宫肌瘤切除术、子宫内膜切除术、扩张宫颈和清宫术以及诊断性刮宫术方面无显著差异。但是，将所有手术类型综合在一起，任何子宫手术史均可显著增加子宫腺肌病的风险。

27. 不孕可能是子宫腺肌病的病因之一

子宫腺肌病被认为与经产有关，而与不孕无关。因此，人们过去很少关注子宫腺肌病与不孕之间可能存在的关系。以往由于子宫腺肌病缺乏特殊症状或阳性体征，其诊断一直较为困难。但是，自从经阴道超声和 MRI 这类非手术诊断途径应用后，研究发现子宫腺肌病在引起不孕和早期流产方面具有一定作用。此外，子宫腺肌病的发生率从 35 岁左右开始上升。但是，由于更多的妇女初次妊娠延迟至 30 多岁或 40 岁出头，生殖门诊在诊断性检查中也遇到越来越多的子宫腺肌病。

DeSouza 等在 14/26 例（54%）不孕和月经过多或痛经患者中发现了子宫腺肌病，Parazzini 等观察到有一次或多次自然流产史的妇女与未发生过自然流产的妇女相比，患子宫腺肌病的 *OR* 为 1.7（95%*CI*：1.1 ～ 2.6）。

Kunz 等假设，盆腔子宫内膜异位症和子宫腺肌病是同一疾病过程的不同类型，涉及基底层子宫内膜的异位，由内部子宫肌层功能失调导致。作者对 160 例腹腔镜发现子宫内膜异位症的妇女和 67 例未患该病的个体进行了 MRI 检查。MRI 显示，子宫腺肌病病灶在全部子宫内膜异位症组患者中的检出率为 79%，在年龄＜ 36 岁并有性伴侣的子宫内膜异位症亚组患者中检出率为 90%。全部对照组个体和"健康"对照组个体（年龄＜ 36 岁，腹腔镜检查阴性，有性伴侣）的相应数值分别为 28% 和 9%。作者认为，基底层子宫内膜腺体和间质的浸润导致子宫肌层环形纤维的正常结构遭到破坏，并使肌肉组织出现增生和不规则排列。这会导致功能失调性子宫肌层蠕动增强，宫腔内压增大，子宫内膜细胞在月经期间发生腹腔异位，卵泡晚期子宫对精子快速而持续的定向转运机制遭到破坏。因此，子宫腺肌病是腹膜子宫内膜异位植入的发病机制，也是子宫内膜异位症患者发生不孕的主要原因。

28. 子宫腺肌病病灶浸润深度和播散转移之间存在一定关系

月经过多和痛经与严重的子宫腺肌病具有相关性，其特点为病灶侵入子宫肌层深部并广泛扩散。为了评估子宫腺肌病病灶深度和数量与月经过多和痛经之间可能存在的关系，Levgur 等用子宫壁厚度百分比表示子宫肌层的浸润深度，分为深层（＞80%）、中层（40%～80%）和浅层（＜40%）浸润，并对每张切片中的岛状异位内膜进行了计数。子宫腺肌病伴痛经的患者，其每张切片的中位病灶数量为 10，而无子宫腺肌病的痛经患者为 4.5（$P < 0.003$）；子宫腺肌病伴月经过多的患者以及无子宫腺肌病的月经过多患者，其中位病灶数量均为 7。深层子宫腺肌病妇女分别有 37% 和 78% 诉月经过多和痛经，而中层子宫腺肌病妇女仅为 13% 和 12%，浅层子宫腺肌病与上述症状无相关性。因此，病灶数量与浸润程度具有显著相关性。

Sammour 等对 94 例子宫切除标本检出子宫腺肌病的妇女进行了研究，发现子宫腺肌病的深度和扩散与患者症状具有相关性。该研究根据子宫肌层厚度的浸润比例将侵入程度分为 4 级（＜25%；26%～50%；51%～75%；＞75%）。此外，研究还收集了每张切片中子宫腺肌病病灶数量的相关信息。研究结果显示，侵入深度与子宫腺肌病病灶数量具有显著相关性，症状与侵入程度之间无相关性。子宫腺肌病的扩散与盆腔疼痛和痛经具有显著相关性，但与月经过多或性交困难无显著相关性。

总之：①子宫腺肌病是一种常见疾病，接受子宫切除术的妇女中有 20% ～ 30% 患病，与手术指征的类型无关。②诊断标准对子宫腺肌病及其侵入深度、扩散程度和形态的定义应达成共识。③研究一致证实，生育次数、自然和人工流产以及子宫内膜增生与子宫腺肌病风险增加有相关性；子宫内膜与子宫肌层的交界处在妊娠状态下比在非妊娠状态下更容易遭到手术创伤的破坏；月经过多和痛经与严重的子宫腺肌病具有相关性，其特点为病灶侵入子宫肌层深部并广泛扩散；需要进一步了解并探索子宫腺肌病与不孕之间的相关性。

参考文献

1. Giuseppe B，Ivo B. Adenomyosis and Endometriosis Have a Common Origin. The Journal of Obstetrics and Gynecolog of India，2011，61（2）：146-152.

2. Maheshwari A，Gurunath S，Fatima F，et al. Adenomyosis and subfertility：a systematic review of prevalence，diagnosis，treatment and fertility outcomes. Hum Reprod update，2012，18（4）：374-392.

（曾晓琴　孙爱军）

月经过多是子宫腺肌病最常见的症状，确切机制尚不清楚

　　子宫腺肌病最主要的两大症状即月经过多和痛经，约 65% 的患者会出现，其中 40% ～ 60% 的患者出现月经过多，严重影响日常生活和工作。正常的月经周期平均间隔为（28±7）天，持续（4±3）天，出血量平均约 30ml/ 周期，不超过 80ml。月经过多指月经量＞ 80ml，或者经期持续 7 天以上，子宫腺肌病和子宫肌瘤是引起月经过多的主要原因。关于月经量的评估通常用图示出血评分（pictorial blood-loss assessment chart，PBAC）来评估，是一个半客观的视觉评估工具，根据月经失血图每张卫生巾的血染程度分为：轻度，血染面积占整个卫生巾 ≤ 1/3，评 1 分；中度，血染面积占整个卫生巾的 1/3 ～ 3/5，评 5 分；重度，血染面积基本为整个卫生巾，评 10 分；如浸透一个卫生棉垫则为 20 分。此外，根据遗失的血块大小：＜ 1 元硬币的为小血块，记 1 分；≥ 1 元硬币为大血块，记 5 分；

遗失血量估计为记录量的几分之几记录。最后计算得分，评分≥ 100 分者，月经量≥ 80ml，即月经过多。有数据显示，因为月经过多而切除子宫的患者中最后手术病理提示 31% 为子宫腺肌病，25% 为子宫肌瘤。

29. 关于子宫腺肌病引起月经过多的机制尚不明确

目前认为可能的机制主要包括：

（1）子宫体积及内膜面积增大。异位的子宫内膜组织增生导致周围子宫平滑肌细胞的增生和肥大，因此，子宫腺肌病患者的子宫多呈均匀地增大，肌层增厚，内有子宫内膜腺体和间质，质地变硬，形态饱满，增大的子宫一般不超过 12 周，子宫腺肌病病灶可分为弥漫型和局限型，多累及后壁（占一半以上），可使宫腔内膜前移。在切除子宫的子宫腺肌病标本中亦可以看到子宫整体增大，表面光滑，切开后常可见切面有点状出血的海绵区。同时子宫腺肌病患者常合并子宫内膜息肉，使内膜的面积明显增大，月经出血增多。

（2）子宫内膜结构的异常。宫腔镜发现子宫腺肌病患者的宫腔内膜常存在结构异常，如内膜缺陷（在宫腔镜下表现为小的开口或凹陷），囊性出血病灶（草莓样外观）以及异型血管的形成。早期就有研究发现，子宫腺肌病的内膜内衬血管较正常内膜增多；也有数据表明子宫腺肌病的内膜毛细血管的密度（毛细血管数量／总表面区域面积）比正常内膜高 10 倍，这种毛细血管密度的增高与在位及异位内膜中 MMP-2、MMP-9 的表达水平提高有关。此外，异位病灶内膜中 Cyr61 的表达明显高于在位内膜，子宫的体积以及月经过多的程度跟内膜中 Cyr61 水平呈正比例。Cyr61 是一种细胞外的基质相关蛋白，属于 CNN 家族中的一员，在促进黏附、迁移、有丝分裂，调整增殖、血管形成、肿瘤生长、胚胎发育等方面有重要作用。

（3）局部雌激素及前列腺素的过度产生／子宫肌层的不协调收缩。内膜细胞产生的局部雌激素及前列腺素升高，前者可引起子宫肌层的肥大以及内膜的增生，后者可以引起平滑肌过度收缩，干扰了由卵巢来源的激素调节的子宫蠕动活动，导致子宫持续的过度蠕动并形成恶性循环。子宫肌层的进行性肥大，加上肌层间存在的子宫内膜小岛，使原有肌壁张力和收缩力减弱，难以控制充盈增生的血管，血管受平滑肌挤压力下降，血流加快，血栓形成明显减慢，导致月经期出血增多。

（4）子宫肌腺症侵袭深度。Levgur 等分析了 36 例子宫腺肌病患者，发现月经过多与子宫腺肌病病灶数量无明显关系，而病灶的深度与月经过多的程度相关。在分析的子宫腺肌病病灶中，深部占 80%，中部占 40% ～ 80%，而表面占 40%，其中在深部浸润的患者中 36% 发生月经过多，中部浸润的患者中 13.3% 发生月经过多，而表面浸润的病灶跟月经过多无明显相关性。McCausland 等也发现此关系。

（5）凝固和纤溶系统的失衡。炎症和出血是目前发现导致血液凝固纤溶系统失衡的重要因素，子宫腺肌病患者中的异位内膜坏死导致炎症和微出血，引起局部甚至系统性的凝固纤溶系统失衡。研究显示在月经期，子宫腺肌病患者中的凝血酶-抗凝血酶复合物（thrombin–antithrombin complex，TAT）、可溶性纤维蛋白（soluble fibrin，SF）、D 二聚体（D-dimer，DD）、抗纤维蛋白溶酶复合体（plasmin inhibitor complex，PIC）有不同程度升高，在月经周期失血量＞ 2g/dl 的患者中 PIC 升高，同时子宫体积＞ 100cm³ 的子宫腺肌病患者发生凝固纤溶失衡的风险增加，而在其他妇科疾病中尚未发现此现象，如子宫肌瘤、子宫内膜息肉、月经大出血。

（6）合并其他导致子宫形态异常的疾病。子宫腺肌病常并发子宫平滑肌瘤、子宫内膜异位症和子宫内膜增殖症等激素依赖性疾病，有报道在子宫腺肌病患者中 50% 合并子宫肌瘤；11% 合并子宫内膜异位症；7% 合并子宫内膜息肉。

综上所述，子宫腺肌病导致月经过多的确切机制尚未清楚，可能与子宫体积及内膜面积增大、子宫内膜结构的异常、局部雌激素及前列腺素的过度产生／子宫肌层的不协调收缩、子宫肌腺症侵袭深度、凝固和纤溶系统的失衡、合并其他导致子宫形态异常的疾病等因素有关。

参考文献

1. Sajjad M，Iltaf S，Qayyum S. Pathological findings in hysterectomy specimens

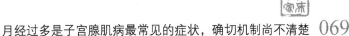

of patients presenting with menorrhagia in different age groups. Ann Pak Inst Med Sci, 2011, 7（3）：160-162.

2. Sawke NG, Sawke GK, Jain H. Histopathology findings in patients presenting with menorrhagia：A study of 100 hysterectomy specimen. J Midlife Health, 2015, 6（4）：160-163.

3. Hald K, Lieng M. Assessment of periodic blood loss：interindividual and intraindividual variations of pictorial blood loss assessment chart registrations. J Minim Invasive Gynecol, 21（4）, 662–668.

4. 王宏，冷金花，郎景和，等 . 子宫肌腺症的临床病理特点及手术指征的探讨 . 现代妇产科进展，2006, 15（7）：493-496, 501.

5. Campo S, Campo V, Benagiano G. Adenomyosis and infertility. Reprod Biomed Online, 2012, 24（1）：35-46.

6. Benagiano G, Habiba M, Brosens I. The pathophysiology of uterine adenomyosis：an update. Fertil Steril, 2012, 98（3）：572-579.

7. Yamanaka A, Kimura F, Yoshida T, et al. Dysfunctional coagulation and fibrinolysis systems due to adenomyosis is a possible cause of thrombosis and menorrhagia. Eur J Obstet Gynecol Reprod Biol, 2016, 204：99-103.

8. Wiewel-Verschueren S, Knol HM, Lisman T, et al. No increased systemic fibrinolysis in women with heavy menstrual bleeding. J Thromb Haemost, 2014, 12（9）：1488–1493.

（王艳芳　孙爱军）

半数子宫腺肌病患者表现有继发性痛经、渐进性加重

　　子宫腺肌病是一种子宫内膜异位性疾病，即具有活性的子宫内膜组织（包括腺体和间质）出现在子宫肌层，在激素的影响下发生出血、肌纤维结缔组织增生，形成弥漫性病变或局限性病变，为育龄期女性常见病，发病率为 8% ～ 62%。该疾病患者半数以上表现有继发性痛经，渐进性加重，疼痛程度与子宫肌层内出现的异位内膜小岛数量有关，约 80% 痛经者为子宫肌层深部病变。疼痛反复发作，严重影响患者身心健康和生活质量。关于子宫腺肌病引起疼痛的机制尚不明确，研究子宫腺肌病患者疼痛的发病机制，给予针对性的治疗是缓解甚至消除该症状的关键。本文将结合目前国内外研究现状，对其可能的相关机制进行阐述。

30. 子宫腺肌病疼痛的病理生理机制有多种机制参与

已有研究发现，月经期疼痛与宫腔内压力的增高及子宫收缩振幅、持续时间、频率的改变有关。正常月经周期，子宫腔基础张力＜10mmHg，活动时压力不超过200mmHg，收缩频率为3～4次/分。痛经妇女子宫腔基础张力可高达120～150mmHg，收缩频率和强度明显增强。其他参与机制包括：

（1）雌、孕激素：子宫肌层中具有活性的子宫内膜组织在月经周期中，随卵巢分泌雌激素的增加，出现增生、肿胀，至月经后半期，受卵巢孕激素的作用出血，刺激局部组织，可导致子宫平滑肌痉挛收缩，出现疼痛。痛经多出现在有排卵的月经周期，与黄体期雌激素分泌增高、孕激素相对不足相关，排卵抑制后痛经则消失。

（2）前列腺素相关：前列腺素（PGs）的异常产生，亦可导致疼痛。环氧酶（cyclo-oxygen-ase，COX）又称前列腺素合酶，是花生四烯酸（AA）合成各种内源性前列腺素过程中的限速酶。COX-1为结构型，在大多数细胞内呈稳定表达，合成生理性PG等；COX-2称为"快速反应基因"，多数情况下低表达或呈静息状态，在病理情况下可表现为过表达。有研究结果表明COX-2在正常内膜（53.3%）、子宫内膜异位症在位内膜（70%）及异位组织中（93.3%）的表达阳性率逐渐升高，有显著性差异。COX-2表达增加可催化合成前列腺素，刺激子宫肌层收缩。子宫腺肌病患者月经期不仅正常子宫内膜产生 PGF2α 与 PGE2，子宫肌层中活性的子宫内膜亦能产生。同时 PGF2α 的代谢产物 6- 酮前列腺素 F1α（6-K-PGF1α）与血栓素 B2（TXB2）作用，子宫受 PGs 激惹，引起平滑肌和血管的强烈收缩，子宫内压较正常女性升高 2～3 倍。子宫血流量减少，局部缺血，导致疼痛，可伴恶心、呕吐及腹泻等。血管加压素（VP）可促进前列腺素生成，增加子宫平滑肌对宫缩药物的敏感性，减少子宫血供。VP 通过子宫内特异性 V1 加压素发挥作用，受性激素调节。

（3）缩宫素和缩宫素受体：缩宫素（oxytocin，OT）是一种九肽神经内分泌激素，有多种生理效应，其中与疼痛相关的是可以使子宫肌层收缩。研究显示，由 OT 诱导的子宫肌层收缩是通过膜蛋白缩宫素受体（oxytocin receptor，OTR）介导。OTR 在人子宫肌层和内膜均有表达，在子宫肌层细胞中由雌二醇（E$_2$）诱导。研究者发现，OT 作用于平滑肌细胞的 OTR，升高细胞内 Ca^{2+}，直接刺激其收缩；作用于内膜 OTR，诱导内膜上皮细胞产生 PGF2α，以旁分泌方式刺激平滑肌收缩。Mechnser 等发现 OTR 在子宫腺肌病异位病灶中高表达，提示 OTR 系统可能在子宫腺肌病疼痛发生中起重要作用。

（4）炎症介质：促炎性细胞因子及炎性细胞因子作为化学递质可刺激子宫收缩引发痛经。核因子 κB（nuclear factor κB，NF-κB）作为重要的促炎性转录因子，可被子宫腺肌病有关的氧化应激以及生长因子等激活。Li 等研究发现，子宫腺肌病患者较非子宫腺肌病患者的 NF-κB 子单位 p50 及 p65 蛋白的表达水平更高，子宫腺肌病灶中 COX-2、血管内皮生长因子、组织因子蛋白及信使 RNA 均升高。由此推测 NF-κB 活化程度与痛经呈正相关，子宫腺肌病患者子宫内膜间质细胞经 TNF-α 刺激后 NF-κB 活化显著增强，产生的促炎性细胞因子进一步促进 NF-κB 信号途径活化，调控靶细胞下游 COX-2、血管内皮生长因子、组织因子等细胞因子表达增强，从而刺激子宫收缩引起疼痛。

（5）神经机制：子宫收缩增强是通过神经分布感知为子宫腺肌病的疼痛感受。因此近年来对子宫腺肌病疼痛机制的讨论也集中在神经机制方面。越来越多的研究提示子宫腺肌病的疼痛可能与在位内膜神经纤维密度有关，而神经营养因子在诱导和维持神经纤维生长中起重要作用，推测其在疼痛过程中起重要作用。

1）神经营养因子：神经营养因子（neurotrophin，NT）是一类由神经所支配的组织（如肌肉）和星形胶质细胞产生的为神经元生长与存活所必需的蛋白质分子，对神经元的发育、存活和凋亡起重要作用。

2）神经生长因子（nerve grouth factor，NGF）：是从哺乳动物中分离出来的主要神经营养因子，是一类在疼痛过程中起到关键调节作用的神经因子，主要通过低亲和力的 P75 神经营养因子受体（p75 neurotrophin receptor，p75NTR）与高亲和力的酪氨酸激酶受体 A（tyrosine kinase receptors A，trkA）发挥生物学作用，参与疼痛发生、发展的各个环节。李等采用免疫组化法显示神经生长因子表达，免疫荧光法显示抗蛋白基因产物 9.5（PGP9.5）阳性神经纤维植入，研究子宫腺肌病疼痛患者病灶 NGF 表达强度及 PGP9.5 阳性神经纤维植入密度，结果显示腺肌病患者病灶 NGF 表达强度与 PGP9.5 阳性神经纤维密度变化具有相关性，子宫腺肌病患者病灶处 NGF 高表达可能参与了患者痛经的发生机制，而促进病灶内膜神经纤维植入是其机制之一。

3）神经细胞黏附因子 1（neural cell adhesion molecule-1，NCAM1，又称 CD56）：NCAM1 可以表达免疫细胞和神经细胞，是自然杀伤细胞的表面标记分子，同时亦在神经组织，内分泌组织及多种神经内分泌肿瘤中被发现，在神经生长、聚集及神经内分泌肿瘤转移中起到重要作用。研究发现 NCAM1 已经在人和大鼠的子宫内膜异位灶中检测到。石茜茜等通过采用免疫组化法（SP 法）检测 40 例子宫腺肌病标本在位内膜与异位内膜组织中 NCAM1 的表达情况，并与 20 例病理证实为正常子宫内膜对照组进行比较，研究发现 NCAM1 在 40 例子宫腺肌病在位内膜和异位内膜以及 19 例正常内膜腺上皮中均有表达，1 例正常内膜无表达。子宫腺肌病异位内膜组织中 NCAM1 表达含量明显高于在位内膜和正常对照组（$P < 0.01$）。同时对子宫腺肌病患者痛经程度进行疼痛数字评分法（NRS）评分，并与对应患者 NCAM1 蛋白表达情况进行相关性分析，结果提示子宫腺肌病患者痛经程度与 NCAM1 表达呈明显正相关，推测 NCAM1 可能通过促进神经纤维生长参与了子宫腺肌病相关痛经的发病机制。

4）神经纤维：神经纤维分为 A、B、C 三类，其中 A 类又分为 α、β、γ、δ 四种亚类，且 Aδ 有髓神经纤维介导的信号通路，负责传导由冷或机械性刺激产生的刺激、锐痛和快痛。C 类无髓神经纤维与热觉和机械性刺激有关并传导热痛、慢痛和钝痛等感觉。病理过程中释放的化学物质，包括缓激肽、花生四烯酸等，也被称作致痛因子，当其浓度超过一定阈值时，引起神经末梢跨膜电位内向电流，使膜去极化，使 Aδ 和 C 类神经产生动作电位，传至大脑皮质引起痛觉。

PGP9.5 是高度特异性的泛神经标志物，可检测有髓神经纤维和 C 纤维，NF 为高度特异性的有髓神经纤维标志物，可检测 A 纤维和 B 纤维。研究结果显示，腺肌病子宫内膜功能层出现免疫反应阳性神经纤维分布，而无痛经者子宫内膜功能层无神经纤维分布，提示子宫内膜功能层 PGP9.5 免疫反应阳性神经纤维分布可能与患者疼痛症状有关，而 NF 免疫反应阳性神经纤维在两者间无显著差异，说明子宫内膜出现增生且与疼痛相关的主要为传递慢痛的 C 纤维。另有研究发现在子宫腺肌病灶中 NF 阳性神经纤维密度及阳性率都高于对照组，与患者疼痛程度呈正相关。有学者研究显示 PGP9.5 免疫反应阳性神经纤维在子宫腺肌病和子宫肌瘤有痛经患者的病灶中检出率及神经纤维密度较无痛经者有明显差异，同时神经营养因子受体 P75NTR 在前者表现为高表达，提示神经纤维的增生及 P75NTR 的高表达可能参与子宫腺肌病患者痛经的发生，并且与痛经程度相关。综上所述，子宫腺肌病患者的疼痛与病灶内 PGP9.5 免疫反应阳性神经纤维、NF 阳性神经纤维阳性率和密度呈正相关，同时与腺肌病子宫内膜功能层 PGP9.5 免疫反应阳性神经纤维分布有关。

总之，疼痛是子宫腺肌病患者常见症状之一，严重影响患者生活质量。如何缓解甚至消除子宫腺肌病患者的疼痛一直以来都是医学研究者关注的重点，其产生的机制错综复杂，即使从早先集中于前列腺素、缩宫素等对子宫收缩影响的研究，到近年来跨学科神经相关的研究仍无法完全阐明，还需要进一步深入研究。

参考文献

1. 谢幸，苟文丽 . 妇产科学 . 8 版 . 北京：人民卫生出版社，2013.

2. 曹泽毅 . 中华妇产科学 . 3 版 . 北京：人民卫生出版社，2014.

3. Li B，Chen M，Liu X，et al. Constitutive and tumor necrosis factor-α- induced activation of nuclear factor- κ B in adenomyosis and its inhibition by andrographolide. Ferti and Steri，2013，100（2）：568-577.

4. 李雁，张绍芬，许琳娜 . 子宫腺肌病病灶神经生长因子蛋白表达变化与神经植入及盆腔疼痛的关系 . 中华妇产科杂志，2014，49（2）：120-124.

5. 石茜茜，李辉，秦晓燕，等 . 神经细胞黏附因子在子宫腺肌病病灶中的表达及意义 . 现代妇产科进展，2015，24（06）：408-411.

6. 史精华，冷金花，郎景和，等 . 子宫腺肌病神经纤维的分布及其临床意义 . 现代妇产科进展，2011，20（5）：385-387，391.

（段赵宁　孙爱军）

子宫腺肌病增加不育风险

　　子宫腺肌病是指具有生长功能的子宫内膜(包括腺体和间质)侵入子宫肌层生长而产生的病变,通常发生在内膜-肌层交界下2.5mm位置,病变弥散。它是一种常见的妇科良性疾病,临床上多表现为痛经、月经过多和不育,发病率为8%～62%,主要发病人群为30～50岁的女性,严重影响着妇女的身心健康。随着国家二胎政策的全面放开,且越来越多的女性推迟生育年龄,临床上子宫腺肌病合并不育症的患者也明显增加了。

　　子宫腺肌病的发病机制尚不明确,目前多数学者认为,子宫腺肌病是子宫基底层内膜腺体浸润、子宫基底层内膜向下生长和内陷于子宫平滑肌层并增生的结果。其病因可能为子宫内膜侵袭黏附能力增强、基底层受损、子宫平滑肌异常和异位内膜的增殖-凋亡失衡,类似于恶性肿瘤的转移过程。目前,对于子宫腺肌病对生育影响的研究结果也众说纷纭。早前,以病理为基础的研究调查发现子宫腺肌病患者的平均产次要高于没有子宫腺肌病的女性，而且并没有充分的依据表明子宫腺肌病与不育之间存在因果关系。最近的系统性研究也未能发现子宫腺肌病对生育的明确影响，但是子宫腺肌病的患者早产和胎膜早破的风险会有所增加。然而，随着影像学诊断技术的进一步发展，女性生育年龄的推迟，使得子宫腺肌病相关不育及流产问题日益凸显出来。近年来，已有小样本研究发现子宫腺肌病和女性终身不育的风险存在显著的相关性。

31. 子宫腺肌病改变了子宫蠕动、破坏内膜容受性、改变宫内环境

（1）子宫内膜-肌层结合带（JZ）结构和功能缺陷，改变了子宫蠕动，影响了精子运输：近年来，随着研究的深入，越来越多的证据显示，子宫腺肌病的发生与在位内膜及 JZ 的结构和功能缺陷有着密切的关系。JZ 不同于人体其他类似的交界区，它缺乏黏膜下层，使得子宫内膜腺体能与子宫肌层直接接触，JZ 受卵巢雌激素和孕激素的调控而发生周期性规律收缩，从而调控妊娠以外的子宫蠕动。子宫蠕动的起源完全来自 JZ，而外部肌层保持静止状态，在卵泡期和排卵前，收缩波方向由子宫颈向宫底收缩，且振幅和频率随着排卵的临近显著增加。而在黄体期，在孕激素的作用下，子宫活动度降低，子宫肌层收缩波变得短而不对称，通常向相反的方向运行，有助于胚胎植入营养物质及氧的供给。而子宫腺肌病患者肌细胞肥大，JZ 结构异常，JZ 肌层收

缩波出现收缩障碍，使其节律、幅度及方向发生紊乱，影响了精子向输卵管的快速、持续、准确的运输及受精卵的着床。Kissler等将 ^{99m}Tc 标记的凝集蛋白放置至阴道后穹窿，用 γ 相机间隔 30 分钟扫描 1 次，结果显示，育龄期妇女体内放射性核素被单向运输到优势卵泡一侧；而患有弥漫性子宫腺肌病合并原发性不孕症的妇女 70% 的放射性核素仍留在宫腔，22% 被运输到对侧，只有 8% 在同侧。而 Kissler 等通过 MRI 和子宫输卵管造影也发现，子宫内膜异位症患者中，合并子宫腺肌病尤其是弥漫性子宫腺肌病的患者，其子宫蠕动异常或过度蠕动的情况要高于没有合并子宫腺肌病的子宫内膜异位症患者。

还有学者对体外受精-胚胎移植中 JZ 厚度与植入失败的关系进行了研究，结果发现，当 JZ 厚度 < 10mm 时，每周期妊娠率为 45%，当 JZ 厚度为 10 ～ 12mm 或 > 12mm 时，妊娠率分别下降至 16% 和 5%。也有学者对 JZ 厚度与 IVF-ET 胚胎种植率进行了前瞻性研究发现，JZ 厚度与胚胎植入失败显著相关。除此以外，子宫内膜-肌层结合带的损伤与自我修复功能的启动也为子宫腺肌病的发生提供了可能。在育龄期阶段，非妊娠状态的子宫一直处于活跃状态，因此不可避免地会受到损伤。子宫内膜-肌层结合带的损伤主要包括自我损伤及机械损伤，在生理情况下，纤维原细胞机械张力有明确的限制，即使是很小的刺激，也可导致纤维原细胞机械张力增加，导致子宫内膜-肌层结合带的自我损伤。子宫内膜-肌层结合带的机械损伤往往是因为子宫的手术史，包括流产后刮宫史、子宫肌瘤切除史、剖宫产史以及宫腔镜下子宫内膜切除史等。此外，他莫昔芬的使用也可能造成子宫内膜-肌层结合带的损伤。当子宫内膜-肌层结合带发生损伤后，机体为了自我保护，将启动组织修复的功能。这本是正常的机体防御机制，然而，发生在子宫中则会引起子宫内膜-肌层结合带周围的异常变化，导致子宫内膜及子宫间质获得浸润生长的能力，从而启动了子宫腺肌病的发生。

综上所述，与健康女性相比，在正常月经周期或人工周期中，子宫内膜异位症患者的 JZ 结构和功能异常，导致子宫肌层蠕动异常，JZ 收缩显著增加，收缩节律受到破坏，可能破坏精子在生殖道中的转运能力，降低种植率和后续的活产率，从而导致生育力下降。

（2）影响子宫内膜的结构及功能：血管生成是子宫内膜侵入肌层并生长的必备条件。它不仅供给异位内膜生长所需的营养，还有可能是内膜细胞从正常在位内膜转移至子宫平滑肌的重要途径。有研究结果显示，与生育功能正常的妇女相比，子宫腺肌病患者增殖期子宫内膜血管生成显著增加，微血管总体表面积为对照组的 11.6 倍。也有研究得出，子宫腺肌病组的血管生成因子（VEGF）在 JZ 处的促血管生成活性增加，不随增殖期和分泌期而改变；加速子宫内膜腺体侵袭和灶性增生过程并促进内皮增殖，同时使子宫内膜间质血管通透性增加，间质水肿、纤维素沉积，利于血管内皮细胞再生和新生血管的重塑，导致 JZ 的组织结构发生改变。

金海鸿等研究发现，在子宫腺肌病的整个月经周期中，基质金属蛋白酶 -2（MMP-2）和 MMP-9 在原位及异位内膜的表达水平显著高于对照组，细胞黏附分子（cell adhesion molecule，CAM）在正常子宫内膜组织中的表达高于子宫腺肌病的在位内膜，而子宫腺肌病的在位内膜又高于其异位内膜。上述分子的异常表达表明：子宫内膜细胞的黏附作用下降、细胞松散、活动力增强，易于向异位组织扩散和转移，说明子宫腺肌病的在位内膜侵袭性增强。这可能是子宫腺肌病病情发展的一个重要因素，其可以促进子宫内膜组织浸润到子宫肌层及病灶部位的血管生成，从而改变子宫内膜的结构和功能，最终影响胚胎种植。此外，在位或异位子宫内膜均可分泌自然杀伤细胞，破坏子宫内膜的正常结构和功能，从而导致早期胚胎着床的失败。而这些异常现象与子宫内膜中白细胞介素 -6/8/10 的异常分泌增多也有一定的关联。

（3）改变子宫内膜容受性，影响胚胎植入：我们都知道，子宫内膜容受性是胚胎着床的关键因素，而子宫内膜容受性受雌孕激素的协同调节，两者的协同作用可以使子宫内膜为胚胎植入做好准备。然而，子宫腺肌病患者的细胞色素 P450 和白细胞介素 -6 的过度表达，使雌激素超出正常生理水平，影响卵子和胚胎的质量；孕激素相对不足降低子宫内膜容受性，导致胚胎着床失败。同时，由于过量雌激素和相对不足的孕激素，使子宫内膜发育与胚胎不同步，从而影响胚胎着床，降低妊娠率。

子宫内膜表达的其他细胞黏附分子，如整合素、选择素和钙黏蛋白等，也是胚胎与子宫内膜之间成功交互作用所必需的。有研究结果显示，原因不明的不孕和子宫内膜异位症患者，子宫内膜中整合素 $\alpha4\beta1$ 表达缺失。行 IVF-ET 治疗的不孕症患者中，移植了优质胚胎但最终妊娠失败的患者子宫内膜中异常表达整合素 $\alpha V\beta3$ 的频率很高。基于子宫腺肌病与子宫内膜异位症内膜的相似性，整合素可能在子宫腺肌病患者胚胎植入过程中也介导了滋养细胞与子宫内膜的相互作用。

同源盒基因（*HOXA10*）也是重要的着床调节基因之一。Zanatta 等认为，*HOXA10* 基因参与雌性生殖系统的发育，在子宫正常形态的构建、子宫内膜的增生与分化以及子宫内膜容受性的建立中发挥重要的作用。且体内 *HOXA10* 的表达受雌孕激素的调节，在子宫内膜呈周期性表达，在种植窗期表达最高。若改变 *HOXA10* 基因的表达，胚胎着床率明显下降。近年研究证实，子宫腺肌 RCAS1 病患者分泌期 *HOXA10* 基因的表达显著降低，提示 *HOXA10* 的表达减弱可能是子宫腺肌病患者胚胎种植率下降的原因之一。

另一种与子宫内膜容受性相关的标志物是白血病抑制因子（LIF），分泌期的中晚期主要表达于腺上皮和腔上皮。有研究显示，子宫腺肌病合并不孕症患者其子宫冲洗液中 LIF 的浓度显著低于生育功能正常的妇女。因此，胚胎种植窗期子宫内膜 LIF 受体表达下降也可能是子宫腺肌病患者种植率低下的分子机制之一。

（4）影响子宫内膜蜕膜化：子宫内膜蜕膜化是正常着床和妊娠的一个重要特征，是胚胎植入必不可少的条件之一。子宫内膜蜕膜化与子宫内膜抑制免疫细胞活性的蛋白表达增加有关。RCAS1 为一种抑制自然杀伤细胞和 T 淋巴细胞增殖和活化的分子，研究显示，正常妇女血清中 RCAS1 的浓度在分泌期最高，增殖期最低，而在子宫腺肌病患者中 RCAS1 的浓度几乎保持恒定，提示 RCAS1 表达异常可能影响子宫腺肌病患者的子宫内膜蜕膜化，从而影响胚胎植入。

（5）宫内自由基水平异常增高：低浓度的自由基被认为是受精卵分化、胚胎发育的理想环境。体内生成或消除自由基的酶包括黄嘌呤氧化酶（XO）、超氧化歧化酶（SOD）、谷胱甘肽过氧化物酶（GPx）和一氧化氮合酶（NOS）等。XO 产生超氧化物，而 SOD 则可将超氧化物转化成 H_2O_2，然后通过谷胱甘肽将其转换成 H_2O 和 HO_2，同时产生羟基自由基。羟基自由基是一种强有力的自由基，可通过 GPx 消除掉。子宫内膜腺上皮中与自由基有关的酶水平随着月经周期而动态变化。正常女性增殖期内膜中 SOD 和 NOS 水平均较低，分泌早、中期 SOD 和 NOS 水平增加。而子宫腺肌病患者子宫内膜中活性氧与抗氧化剂的平衡被破坏，NOS、XO、SOD 及 H_2O_2 酶均呈过度表达，并不随月经周期波动。这些证据都表明，子宫腺肌病患者子宫内膜 NO、超氧化物等自由基水平增高，引起氧化反应和过多的自由基环境。而这种环境可以损害受精卵，抑制胚胎发育和妊娠维持。受精卵着床后，若自由基水平异常，胚胎还可能被持续高水平的 NO、激活的巨噬细胞和 T 细胞侵袭，从而导致早期流产，甚至不孕。

（6）此外，性交不适和性交痛是子宫腺肌病患者的常见症状。而严重痛经及性交痛会造成性冷淡、性交困难，从而使受孕困难，这也是子宫腺肌病不孕的相关因素之一。

参考文献

1. Maheshwari A，Gurunath S，Fatima F，et al. Adenomyosis and subfertility：a systematic review of prevalence，diagnosis，treatment and fertility outcomes. Hum Reprod Update，2012，18（4）：374-392.

2. Leyendecker G，Kunz G，Kissler S，et al. Adenomyosis and reproduction. Best Pract Res Clin Obstet Gynaecol，2006，20（4）：523-546.

3. Maubon A，Faury A，Kapella M，et al. Uterine junctional zone at magnetic resonance imaging：a predictor of in vitro fertilization implantation failure. J Obstel Gynaecol Res，2010，36（3）：611-618.

4. Levy G，Dehaene A，Laurent N，et al. An update on adenomyosis. Diagn Interv Imaging，2013，94（1）：3-25.

5. Mehasseb MK，Bell SC，Pringle JH，et al. Uterine adenomyosis is associated with ultrastructural features of altered contractility in the inner myometrium. Fertil Steril，2010，93（7）：2130-2136.

6. Korzekwa A，Lupicka M，Socha B，et al. Is adenomyosis a problem in reproduction and fertility. Pol J Vet Sci，2014，17（1）：187-194.

7. Koike N，Tsunemi T，Uekuri C，et al. Pathogenesis and malignant transformation of adenomyosis（review）. Oncol Rep，2013，29（3）：861-867.

8. Zhou S，Yi T，Liu R，et al. Proteomics identification of annexin A2 as a key ediator in the metastasis and proangiogenesis of endometrial cells in human adenomyosis. Mol Cell Proteomics，2012，11（7）：M112.017988.

9. Huang TS，Chen YJ，Chou TY，et al. Oestrogen-induced angiogenesis promotes adenomyosis by activating the Slug-VEGF Axis in endometrial epithelial cells. J Cell Mol Med，2014，18（7）：1358-1371.

10. 刘志敏，申艳梅，刘素巧，等 . 血管内皮生长因子在子宫腺肌病患者内膜 - 肌层界面的表达 . 天津医药，2013，41（9）：928-929.

11. 金海鸿，单梅，李秀荣，等 . KISS-1，MMP-9 在子宫腺肌症异位内膜组织中的表达及意义 . 中国实验诊断学，2013，17（8）：1446-1448.

12. Zanatta A，Rocha AM，Carvalho FM，et al. The role of the Hoxa10 / HOXA10 gene in the etiology of endometriosis and its related infertility：a review. J Assist Reprod Genet，2010，27（12）：701-710.

13. Fischer CP，Kayisili U，Taylor HS. *HOXA10* expression is decreased in endometrium of women with adenomyosis. Fertil Steril，2011，95（3）：1133-1136。

14. Xiao Y，Sun X，Yang X，et al. Leukemia inhibitory factor is dysregulated in the endometrium and uterine flushing fluid of patients with adenomyosis during implantation window. Fertil Steril，2010，94（1）：85-89.

（丰　颖　孙爱军）

症状性子宫腺肌病手术治疗方案应个体化选择

对于药物治疗无效的子宫腺肌病患者可以采取手术治疗。手术方式的选择主要根据患者的年龄、生育要求、子宫腺肌病的分类大小以及盆腔子宫内膜异位症程度、宫颈情况、患者合并其他疾病情况、患者意愿以及医师的手术技术综合决定。

32. 微创是子宫腺肌病手术发展的趋势，手术方式需要根据患者情况个体化选择

对于无生育要求、年龄较大以及临床症状明显的严重子宫腺肌病患者可采用子宫切除术，手术分为子宫全切除术和子宫次全切除术，当患者合并宫颈异常、宫骶韧带等子宫内膜异位病灶情况时，一般选择子宫全切除术。如果患者要求行子宫次全切除术，术中应缩小残留宫颈的体积，尽量避免使子宫腺肌病病灶残留。

手术的途径分为开腹手术、经阴道手术及腹腔镜手术，微创

手术是手术发展的趋势，对于有条件进行微创手术的患者而言，经阴道手术和腹腔镜手术有更高的患者满意度、加快术后恢复、缩短住院时间等优势。但由于经阴道手术和腹腔镜手术下进行复杂的病例对于手术技巧性更高，开腹手术仍是处理复杂病例的不二之选。与因子宫肌瘤而行经阴道子宫全切除术患者相比，子宫腺肌病的经阴道手术可能增加膀胱损伤的风险，这主要与子宫腺肌病导致的膀胱阴道、膀胱子宫解剖不清以及合并膀胱子宫陷凹的子宫内膜异位症有关。腹腔镜的优势在于可以同时了解和处理盆腔的其他问题，减少膀胱损伤的概率，但会增加输尿管损伤的风险。

近年来，随着子宫腺肌病发病年龄的提前、生育年龄的延迟和二孩政策的放开，越来越多有手术指征的患者选择保留生育功能的手术。同时也有部分无生育要求的妇女由于心理因素以及对生活质量的需求，希望保留子宫的完整性。因此出现了多种保留子宫的手术方式。

33. 保留子宫的保守性手术方式多样，弥漫性子宫腺肌病手术难度高

子宫腺肌病保守性手术与子宫肌瘤挖除手术的不同在于子宫腺肌病病灶边界不清，因此手术往往不能彻底清除病灶，同时可能损伤正常的子宫肌层。手术途径分为经腹手术及腹腔镜，具体根据病灶情况以及术者对手术的掌握程度决定。

局灶性子宫腺肌病或腺肌瘤可以在开腹或腹腔镜下尽力切除

子宫腺肌病病灶，手术步骤与子宫肌瘤挖除术类似。手术可以明显缓解 80% 以上的痛经，据报道术后复发率为 7% ~ 34.7%。

弥漫性子宫腺肌病因腹腔镜手术术中难以通过触诊评估病灶范围且需要较高的缝合技术，因此开腹手术的优势明显。不过随着腹腔镜下缝合技术的提高和 MRI 精确度及三维重建等技术的提高，腹腔镜下复杂子宫腺肌病的手术也逐渐成为可能。通常在术前通过 MRI 或者超声检查明确病灶部位及范围，对病灶进行术前评估和手术规划，术中根据组织的外观、质地等尽量切除病变组织，保留正常组织。术中可给予止血带压迫子宫动脉以减少出血，给予超声引导以达到尽力切除病灶的目的。根据研究统计，完全病灶切除术后疼痛缓解率为 82%，月经量减少率为 68.8%。

弥漫性子宫腺肌病切除病灶后重建子宫的方法是研究的热点，而子宫重建后临床症状的改善、子宫的愈合情况和血供恢复、术后生育风险是评估的要点。目前报道有多种手术方案，例如三肌瓣式：子宫由矢状面一分为二，于子宫腺肌病病灶侧中线将该侧子宫对切为前后两瓣，打开宫腔，手指于宫腔内引导下切除子宫腺肌病组织，子宫内膜上和浆膜下保留至少 1cm，缝合子宫内膜关闭宫腔，将一侧子宫前、后壁的浆肌层间断缝合，并由对侧浆肌层覆盖，重叠缝合两侧肌层组织，重塑子宫。该技术治疗了 104 例严重的子宫腺肌病，术后痛经和月经过多均好转，仅 4 例症状复发，有生育要求的 26 例患者中 16 例妊娠，14 例足月分娩，妊娠过程中未发生子宫破裂。此外，也有报道肌层 U 形缝合、重叠肌瓣缝合等方法。肌层 U 形缝合即将肌肉层按 U 形对合缝合，浆膜肌膜层八字缝合；重叠肌瓣缝合即浆膜肌膜层重叠缝合以弥补缺失的肌层。

对于手术困难的弥漫性子宫腺肌病，也有部分病灶切除的手术方式，例如子宫体楔形切除术，具体为自双侧宫角内侧纵向切开两侧子宫前、后壁，避开子宫动脉上行支达子宫峡部，再行子宫重建再造一小子宫。与子宫全切术相比，该手术于子宫腺肌病的好发部位进行切除，保留了子宫和卵巢的血供以及子宫的韧带，尽量维持了卵巢内分泌状态、盆底组织解剖结构的完整性以及满足患者心理需求。但由于病灶切除不完全，术后月经过多且痛经缓解率仅为 50.0% ~ 54.6%。

34. 子宫腺肌病保守手术术后妊娠须警惕流产、早产、子宫破裂风险

子宫腺肌病保守手术存在以下几方面的风险：①子宫腺肌病病灶与正常肌层分解不清，切除病灶时可能会损伤部分正常肌层，术后可能发生 Asherman 综合征；②因子宫容积减少造成术后妊娠有流产或早产风险；③子宫重建后的瘢痕组织以及残存的病灶会影响子宫的张力和强度，妊娠以及分娩过程中有子宫破裂的风险；④术后妊娠可能伴有胎盘植入并导致产后出血风险。因此，选择子宫腺肌病病灶切除手术的有生育要求的妇女，需要在手术前充分告知并认识到术后月经异常以及妊娠相关风险，而在

成功妊娠并妊娠至足月的妇女中，分娩方式中其大部分选择了择期剖宫产，偶有经阴道分娩的个案报道。

有关局灶性和弥漫性子宫腺肌病术后相研究报道如下：

局灶性子宫腺肌病病灶切除术后随访的 5 项报道，共纳入 497 例患者，其中有 221 例有生育要求的妇女，术后平均随访时间 27 个月，共计 75 例患者成功妊娠（34%），流产 8 例（1%），活产 61 例（28%）。

弥漫性子宫腺肌病术后 7 项研究显示，有 219 例有生育要求的妇女，平均随访 25 个月，共计 79 例患者成功妊娠（36%），流产 16 例（20%），活产 61 例（28%）。其中 Saremi 报道 1 项纳入 103 例经开腹手术的弥漫性子宫腺肌病患者，残余肌层厚度是至少 0.5mm，70 例患者有生育要求，21 例患者成功妊娠，妊娠过程中有 2 例子宫破裂，分别发生在妊娠 32 周和 37 周。

35. 不断涌现缓解盆腔疼痛和减少月经量的其他手术方法

为了降低单纯子宫腺肌病病灶切除后的复发率、提高疼痛缓解率，相关辅助手术包括减少子宫血运以使病灶萎缩、阻断子宫神经通路以减轻痛觉神经传导。

子宫动脉阻断术可在腹腔镜下进行，这样不仅可以减少病灶剔除术的手术出血，还可以在术后造成病灶缺血、缺氧而坏死，并且使病灶局部微小血管关闭以减少月经量。由于子宫血供丰富,子宫血管阻断后侧支循环将很快建立,因此子宫动脉阻断术通常作为辅助手术。虽然有研究显示腹腔镜下的子宫动脉阻断术对卵巢血供及内分泌激素水平无明显影响,但尚缺乏大样本前瞻性研究,有生育要求妇女需慎用。回顾性研究对子宫动脉阻断术联合手术治疗的 182 例子宫腺肌病患者随访 36 个月发现,患者术后月经量明显减少,痛经症状有效改善,子宫体积显著缩小,术后生活质量明显优于术前,无严重手术并发症及术后并发症,3 例患者(1.7%)术后症状复发并行子宫切除术。

子宫动脉栓塞术是采用导管导丝选择性插管至子宫动脉并注入明胶海绵等栓塞剂。1999—2010 年的 15 项研究共纳入 511 例症状性子宫腺肌病妇女,中位随访时间 26.9 个月,以评价子宫动脉栓塞术的结果,其中 387 例(75.7%)患者的月经过多、疼痛症状得到了改善。最近的随访研究术后 40 个月以及 65 个月的 40 例经子宫动脉栓塞治疗症状性子宫腺肌病患者中,29 例(72.5%)治疗后症状消失。另一项纳入 29 例患者并随访 37 个月的研究报道显示,22 例患者治疗后(76%)症状缓解。目前尚无子宫动脉栓塞治疗症状性子宫腺肌病后有关生育力的研究。但最近一项针对子宫动脉栓塞治疗子宫肌瘤后妊娠情况的综述纳入了 738 例有生育意愿的妇女,其妊娠率为 36.3%、流产率为 29.7%,活产率为 19.6%。子宫动脉栓塞对症状性腺肌病生育力的影响还需要有前瞻性大样本的随机对照试验的进一步研究,而且由于不切除子宫,缺乏术后病理,对子宫腺肌病栓塞治疗后的病理变化仍不十分明确；部分患者在治疗后不久仍出现临床症状加重，仍需要切除子宫治疗。

子宫受到交感神经与副交感神经的双重支配，神经纤维通过宫骶韧带进入宫旁，在宫颈后侧方形成 Frabkenhauser 神经丛。盆腔神经丛近心端的纤维在骶胛上方形成腹壁下神经丛及腹壁中神经丛，再形成骶前神经。由于子宫痛觉神经与交感及副交感神经伴行，切断神经通路会阻断痛觉神经冲动传入中枢从而缓解症状。对于以痛经为主要症状的子宫腺肌病患者，可同时在腹腔镜下进行双侧骶韧带切除或骶前神经阻断术。有研究表明，神经阻断的方法对疼痛缓解的近期有效率在 80% 以上。但骶前神经阻断手术技术相对困难，容易导致血管、肠管、输尿管、膀胱和直肠功能损伤等手术并发症。临床推广可以应用子宫骶神经阻断术，即双侧骶韧带切除术代替，但是临床疼痛缓解率不如骶前神经阻断手术满意。术后主要并发症为腹泻、便秘、阴道干燥、性交不适等，主要由于切断宫骶韧带后交感神经功能障碍，无需特殊处理均可逐渐自行改善。

针对月经过多的女性还有子宫内膜切除术、子宫内膜消融术、宫腔镜下囊内病灶切除术等，其中子宫内膜切除、消融术包括钇铝石榴石激光、滚球切除和球囊消融术（热球囊消融治疗、冷冻治疗、循环热流体的消融、微波消融和双极射频消融）。子宫内膜切除术的成功率与病灶穿透子宫肌层内的深度相关。一项纳入 190 例宫腔镜滚球消融术的妇女中，98% 的患者月经过多的症状改善，3%患者仍需要进行子宫切除术。

36. 保守性手术对子宫腺肌病相关性不孕妇女的意义有待进一步探索

与此同时，年龄因素是影响生育力的关键因素，而患有子宫腺肌病的女性多为 30 ～ 50 岁，需要手术治疗子宫腺肌病合并不孕的女性年龄普遍较大。众所周知，35 岁以后妇女生育率下降，流产以及出生缺陷等妊娠风险增加。一项纳入 102 例子宫腺肌病保守性手术治疗后有生育要求妇女的回顾性研究，中位随访时间 24 个月，其中 ≤ 39 岁患者术后的妊娠率为 41.3%，而 > 40 岁患者的妊娠率为 3.7%（OR=0.77，95% CI：0.67 ～ 0.88，P=0.002）。因此，39 岁及以下的子宫腺肌病妇女如果辅助生殖失败，可考虑行保守性手术。首先进行不孕的常规诊断排除其他因素，对于子宫腺肌病相关性患者可以先采取 GnRh 激动剂治疗，少部分患者治疗后可以妊娠。治疗后若自然周期不能妊娠可以进行辅助生殖治疗，但总的时间不宜超过一年，若仍未妊娠且为 39 岁及以下的患者，保守性手术可作为一种选择。研究显示，保守手术后辅助生殖与自然周期相比增加妊娠率。

子宫腺肌病相关性不孕妇女的临床治疗尚有争议。目前尚未明确的有：如何界定哪些患者会直接受益于辅助生殖技术，或者是直接进行保守性手术；对于辅助生殖失败的妇女进行保守性手术的指征和时机如何；如何准确评估药物和（或）手术治疗后生殖功能的改善情况；这些都有待进一步的大样本高质量的临床研究证实。

参考文献

1. 吕嬿，冷金花，戴毅，等. 腹腔镜保守手术治疗子宫腺肌瘤疗效观察. 中国实用妇科与产科杂志，2011，27（10）：753-756.

2. Dai Z, Feng X, Gao L, et al. Local excision of uterine adenomyomas: a report of 86 cases with follow-up analyses. Eur J Obstet Gynecol Reprod Biol, 2011, 161（1）：84-87.

3. Grimbizis GF, Mikos T, Tarlatzis B. Uterus-sparing operative treatment for adenomyosis. Fertil Steril, 2014, 101（2）：472-487.

4. Osada H, Silber S, Kakinuma T, et al. Surgical procedure to conserve the uterus for future pregnancy in patients suffering from massive adenomyosis. Reprod Biomed Online, 2011, 22（1）：94-99.

5. Sun AJ, Luo M, Wang W, et al. Characteristics and efficacy of modified adenomyomectomy in the treatment of uterine adenomyoma. Chin Med J（Engl），2011, 124（9）：1322-1326.

6. Saremi A, Bahrami H, Salehian P, et al. Treatment of adenomyomectomy in women with severe uterine adenomyosis using a novel technique. Reprod Biomed Online, 2014, 28（6）：753-760.

7. Al Jama FE. Management of adenomyosis in subfertile women and pregnancy outcome. Oman Med J, 2011, 26（3）：178-181.

8. Liu M, Cheng Z, Dai H, et al. Long-term efficacy and quality of life associated

with laparoscopic bilateral uterine artery occlusion plus partial resection of symptomatic adenomyosis. Eur J Obstet Gynecol Reprod Biol，2014，176（5）：20-24.

9. Popovic M，Puchner S，Berzaczy D，et al. Uterine artery embolization for the treatment of adenomyosis：a review. J Vasc Interv Radiol，2011，22（7）：901-909.

10. Froeling V，Scheurig-Muenkler C，Hamm B，et al. Uterine artery embolization to treat uterine adenomyosis with or without uterine leiomyomata：results of symptom control and health-related quality of life 40 months after treatment. Cardiovasc Intervent Radiol，2012，35（3）：523-529.

11. Smeets AJ，Nijenhuis RJ，Boekkooi PF，et al. Long-term follow-up of uterine artery embolization for symptomatic adenomyosis. Cardiovasc Intervent Radiol，2012，35（4）：815-819.

12. Nijenhuis RJ，Smeets AJ，Morpurgo M，et al. Uterine artery embolisation for symptomatic adenomyosis with polyzene F-coated hydrogel microspheres：three-year clinical follow-up using UFS-QoL questionnaire. Cardiovasc Intervent Radiol，2015，38（1）：65-71.

13. Torre A，Paillusson B，Fain V，et al. Uterine artery embolization for severe symptomatic fibroids：effects on fertility and symptoms. Hum Reprod，2014，29（3）：490-501.

14. Kishi Y，Yabuta M，Taniguchi F. Who will benefit from uterus-sparing surgery in adenomyosis-associated subfertility. Fertil Steril 2014，102（3）：802-807.

15. Tsui KH，Lee FK，Seow KM，et al. Conservative surgical treatment of adenomyosis to improve fertility：Controversial values，indications，complications，and pregnancy outcomes. Taiwan J Obstet Gynecol，2015，54（6）：635-640.

（傅　璟　孙爱军）

左炔诺孕酮宫内缓释系统是治疗子宫腺肌病的有效药具

　　子宫腺肌病一种妇科常见的雌激素依赖性疾病，多发生在30 ～ 50 岁的经产妇。子宫肌层内存在子宫内膜腺体和间质，在激素的影响下发生出血、肌纤维结缔组织增生，形成弥漫性病变或局限性病变，即子宫腺肌病，也可局灶形成子宫腺肌瘤。病灶内部可以出现含咖啡色液体的囊腔，如果囊腔直径＞ 5mm 称为囊性子宫腺肌病。很多学者认为子宫内膜异位症和子宫腺肌病是同一起源的疾病，发病以"在位内膜决定论"为主要学说。多次妊娠及分娩、人工流产、慢性子宫内膜炎等造成子宫内膜基底层损伤，与本疾病的发病密切相关。临床上常表现为继发性、渐进性加重的痛经，子宫增大，或者伴有月经量过多。既往子宫切除是治疗该疾病行之有效的常用方法，但这种方法不适宜于那些年轻的希望生育的或者伴有严重合并症不能耐受手术或者恐惧手术的患者。一般认为，对于子宫腺肌病及痛经患者，如果暂时没有生育要求、不愿手术治疗者则应考虑左炔诺孕酮宫内缓释系统治疗，该治疗能够显著地减轻痛经、减少月经失血量，并在一定程度上使子宫体积缩小，可以有效地控制子宫腺肌病的病程进展，不良反应相对较小。本篇着重介绍子宫腺肌病药物治疗方案之一的左炔诺孕酮宫内缓释系统。

37. 左炔诺孕酮宫内缓释系统的非避孕作用日益突出

左炔诺孕酮宫内缓释系统（1evonorgestrel-releasing intrauterine system，LNG-IUS；商品名：曼月乐）：是由拜耳公司生产的一种含左炔诺孕酮的新型宫内节育器（IUD），外观为 T 型结构，其内含有左炔诺孕酮 52mg，每天可向宫腔内释放 20μg 的左炔诺孕酮，发挥宫腔内局部高效的孕激素作用，使用期限为 5 年。子宫内放置 LNG-IUS 后，血液中左炔诺酮浓度低，宫腔局部的浓度约是血循环浓度的 1000 倍，与全身用药比较，靶器官局部的浓度高于血药浓度。LNG-IUS 最初作为长期避孕工具，已经在北欧地区的国家中使用了近 20 年。至 2009 年，全球使用 LNG-IUS 避孕的女性人数已超过 1.5 亿。近年很多研究表明，因为 LNG-IUS 强有力的局部孕激素效应，并且具有作用时间长、使用方便的特点，因此可获得与绝育术相同的避孕效果。虽然有众多报道指出 LNG-IUS 可以非常有效地治疗月经过多和减少月经血损失，但关于其治疗子宫腺肌病的疗效很少被报道。以前的观测研究指出，LNG-IUS 可显著改善子宫腺肌病的症状，并且对于伴有贫血的患者可增加血红蛋白和血清铁蛋白水平。最近的一次韩国研究表明，LNG-IUS 还可以有效地减小子宫体积和减少子宫血流量，明显缓解症状。近来关于 LNG-IUS 作用的基础研究越来越多，邓姗等通过透射电镜观察放置 LNG-IUS 前后在位子宫内膜的细胞形态，用末端标记法（TUNEL）检测细胞凋亡率，免疫组化法检测 Ki-67 的表达，研究结果显示 LNG-IUS 能显著抑制在位和异位子宫内膜的增殖并诱导凋亡，从而减少通过经血逆流进入腹腔的活性细胞数量。随着研究的深入，LNG-IUS 在非避孕方面的作用，如治疗月经过多、子宫内膜异位症和子宫腺肌病、激素替代治疗期间的子宫内膜保护等逐渐为人们所重视。

LNG-IUS 每 24 小时释放 20μg 的左炔诺孕酮，只有 10% 释放入血，因此宫腔的局部药物浓度较高。LNG-IUS 治疗子宫腺肌病的机理为：①通过宫腔内高浓度的 LNG 影响子宫内膜中的雌激素、孕激素受体的表达，使子宫内膜对血循环中的雌激素失去敏感性，拮抗雌激素对子宫内膜的促增生作用，从而使子宫内膜受到间接的抑制，呈无增殖状态，避免或者减少子宫出血，控制痛经及月经量。②月经量的减少甚至闭经又可以减少血栓素 A2 和内源性前列腺素 I2 的产生，进而使痛经症状缓解。③ LNG-IUS 还通过药物局部释放于宫腔，直接作用于异位病灶，使异位病灶活性降低、萎缩，从而缓解症状。

38. 左炔诺孕酮宫内缓释系统能够有效治疗子宫腺肌病相关痛经

逐渐加重的进行性痛经是子宫腺肌病的主要症状，原因为异位的病灶受周期性卵巢激素影响而出现类似月经的变化，常常持续至整个经期。疼痛的程度一般与病灶的大小呈正比。

1997 年，Fedele 首先发现 25 例 TVS 诊断的子宫腺肌病患者，92% 在放置 LNG-IUS 6 个月和 12 个月后月经失血量（menstrual blood loss，MBL）明显减少，疼痛视觉模拟评分法（visual analogue scale，VAS）显示痛经也得到明显缓解。

项双卫等观察 58 例子宫腺肌病患者 LNG-IUS 放置前、放置后 1 个月、3 个月、6 个月、12 个月、18 个月、2 年的 VAS 评分、月经量、血清 CA125、子宫体积和内膜厚度及相关不良反应。结果显示 LNG-IUS 放置后患者痛经明显缓解，VAS 评分明显下降，月经量明显减少，子宫内膜变薄，并持续保持疗效，与放置前相比较，差异均有统计学意义（$P < 0.01$）。

39. 左炔诺孕酮宫内缓释系统能够有效治疗子宫腺肌病相关月经过多

2010 年，FDA 批准了拜耳公司的 LNG-IUS 的一个新的适应证，即用于治疗愿意选择宫内装置作为避孕方法的妇女的严重经期出血。LNG-IUS 每日向宫腔内释放 20μg 的 LNG，发挥局部高效孕激素作用，使子宫内膜受到强烈抑制，引起子宫内膜形成一个暂时性的萎缩，使经血量减少。有患者出现暂时性闭经的现象，但其不会引起卵巢功能的改变，反而有效地减少月经出血量。LNG-IUS 是一种治疗月经过多有效、安全、无创伤，并且可以长期使用且依从性较好的选择。

Ozdegirmenci 等完成了一项随机研究，75 例妇女子宫腺肌病的临床表现有月经出血和（或）痛经的情况，随机分左炔诺孕酮宫内节育器（LNG-IUD）或子宫切除术组。除了监控失血和血红蛋白水平，作者也研究参与者的生活质量。他们得出的结论是，LNG-IUD 可能是一种很有前途的、类似于子宫切除术治疗子宫腺肌病的结果。6 个月内 LNG-IUD 组血红蛋白水平优于子宫切除术组。

杨艳英等对 50 例通过放置 LNG-IUS 治疗月经过多 12 个月的临床观察，患者月经量明显减少，痛经症状明显缓解。放置 LNG-IUS 与口服性激素类药物治疗相比较，其具方便、经济、不良反应小等特点，具有较高的临床应用价值。

刘芸观察了 36 例子宫腺肌病患者使用 LNG-IUS 的疗效。放置 LNG-IUS 1 个月后，患者的月经量和痛经评分均明显减少。月经量放置后第 1 个月就减少至原来的（35±11）%，痛经评分也由放置前的（2.3±0.37）分降为（1.2±0.14）分，至放置后第 6 个月时，所有患者的痛经症状均消失。因月经量增多致贫血

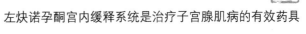

的 26 例患者，于放置后第 3 个月，血红蛋白恢复正常水平，患者无明显不良反应。说明 LNG-IUS 能够短时间内明显改善月经量增多导致的贫血，显著提高患者的生活质量。

40. 左炔诺孕酮宫内缓释系统可能能够缩小子宫体积

子宫腺肌病的患者由于异位的子宫内膜在子宫肌层多弥漫性生长，累计后壁居多，故子宫呈现均匀性增大，且前后径增大明显，呈球形。LNG-IUS 释放的 LNG 在宫腔发挥局部药物作用，可以直接作用于子宫腺肌病病灶，使在位和异位的病灶均缩小、萎缩，从而使增大的子宫体积缩小。但亦有研究报道，子宫大小前后变化统计学差异不显著。

Bragheto 等对 29 例子宫腺肌病的妇女使用 LNG-IUS 3 个月和 6 个月后的症状进行了评估。结果：放置 LNG-IUS 3 个月后，患者的痛经评分和月经量较前明显减少。放置 LNG-IUS 6 个月后，行 MRI 检查显示子宫内膜连接带的厚度明显变薄，统计学差异显著。子宫大小前后变化统计学差异不显著。

Cho 等比较了 47 例子宫腺肌病患者放置 LNG-IUS 前后的子宫大小、月经量及痛经情况，发现 VAS 评分和月经失血图（pictorial blood loss assessment chart，PBAC）评分在放置 LNG-IUS 6 个月和 36 个月后显著下降，子宫体积在放置后 12 个月和 24 个月都有明显减小，但在放置后 36 个月无显著差异，推测 LNG-IUS 对子宫大小的作用在放置后第 1 年、第 2 年作用显著，第 3 年作用减弱。在中国进行的 1 项纳入了 94 例子宫腺肌病患者的临床研究结果与此类似，另外还发现 CA125 水平在放置 LNG-IUS 6 个月后明显降低，在放置后第 3 年，患者对放置 LNG-IUS 疗法的总体满意度达 72%。

顾峥嵘等研究对 67 例子宫腺肌病患者进行了临床观察，LNG-IUS 治疗子宫腺肌病 3 个月后可明显使月经量减少、痛经缓解、子宫内膜变薄，6 个月后血红蛋白水平上升，使用 12 个月后子宫体积缩小（$P < 0.05$）。

有学者提出，伴随 LNG-IUS 放置时间变长，子宫内膜局部左炔诺孕酮浓度下降，其疼痛程度和子宫体积明显有所上升，当放置 36 个月后，其痛经水平和子宫体积显著高于第 30 个月，因此推荐在 30 个月后更换新的 LNG-IUS。

41. 左炔诺孕酮宫内缓释系统的不良反应是妨碍其应用的主要原因，但多可预防和忍受

研究表明因 LNG-IUS 不良反应终止使用率第 1 年高达 24%，第 2 年达 33%，阴道点滴出血为最主要原因。LNG-IUS 使用者出现不良反应的原因，大致可以归结为两类，其一是孕激素的全身作用，如乳房胀痛、体重增加、情绪变化、痤疮、卵巢囊肿等。Andersson 等多中心研究表明，使用 LNG-IUS 患者中 12.1% 因激素相关不良反应而终止。Ewies 发现，置入 LNG-

IUS 后，LNG 血浆浓度在 455～1601pmol/L 之间波动，不同个体血浆 LNG 浓度波动较大。因此，虽然大多数置环者血浆浓度较低，但有较大的个体差异，且个体对孕激素的反应不同，可有不同的不良反应发生。其二是 LNG-IUS 的局部作用，如阴道点滴出血、闭经、腰酸、下腹胀痛、阴道排液等，其中某些反应如脱环在其他类型的 IUD 使用过程中也常有发生。LNG-IUS 的不良反应，各种报道不一。意大利在 7308 例放置 LNG-IUS 的研究中发现，放置 LNG-IUS 后有点滴出血（93.7% 妇女的点滴出血在 6 个月内结束）、闭经（29.5%）、脱环（3 例）、环移位（1例）、乳房压痛和卵巢囊肿等不良反应。高丽虹等对 459 例因子宫腺肌病重度痛经放置 LNG-IUS 进行了临床研究，放置 LNG-IUS 后 1 个月、3 个月、6 个月、1 年由专业妇产科医师电话随访，不良反应结果显示：点滴出血及不规则出血为 22.22%，卵巢囊肿为 8.93%，脱环为 9.80%，环下移为 4.36%，闭经为 4.14%，激素不良反应为 2.61%，阴道分泌物增多为 1.09%，腰痛腹痛为 0.44%，尾丝引起不适为 0.44%，嵌顿为 0.22%。

（1）阴道不规则出血：月经出现异常是使用宫内节育器的主要不良反应，置入 LNG-IUS 后部分妇女出现经期延长、淋漓不尽或不规则出血，但随着使用时间的延长而逐渐减少，分析原因可能：①由于 PR 水平下降，孕激素依赖性前列腺素代谢的关键酶——前列腺素脱氢酶（PGDH），其免疫活性由于 PR 水平的下降而降低，因此可能与 PR- 前列腺素 - 白细胞浸润等系列变化有关。Guttinger等研究发现，置入LNG-IUS后4周，子宫内膜形态发生改变，间质蜕膜化，腺体上皮萎缩，内膜大血管扩张，完整性下降；而且内膜细胞的雌激素、孕激素、雄激素受体均降调，局部甾体激素代谢酶表达异常，导致置环早期内膜局部雌激素相对缺乏；再者置环早期白细胞浸润增加，调节组织降解的物质如基质金属蛋白酶（MMPs）增加，局部前列腺素浓度增加，这些均可能与阴道点滴出血相关。②由于多种血管因子表达变化影响子宫内膜血管生成功能，导致内膜血管生成调控及退化参与突破性出血。Laoag-Fernandez等研究发现，子宫腺肌病患者置入LNG-IUS后，最初3个月有阴道不规则点滴出血，与血管调节因子VEGF的表达减少及子宫腺肌瘤的表达增加有关。③置宫内节育器6个月后，宫腔镜下观察，宫底部血管裸露、增多增粗，其与不规则出血的相关性需进一步观察研究。

目前对使用LNG-IUS治疗阴道不规则出血已有大量研究，使用止血药或雌激素类药物均未取得较理想的效果，有学者报道，米非司酮、口服短效避孕药、促性腺激素释放激素激动剂可有效减少月经间期阴道出血，但样本量小，其更进一步的远期疗效尚有待于更深入的研究和探讨。

（2）月经稀发甚至闭经：LNG-IUS局部高效的孕激素作用可以使女性子宫内膜萎缩、变薄，甚至厚度仅达1 mm，从而出现月经稀发或者闭经。LNG-IUS导致的闭经是药物对子宫内膜的局限性抑制作用，是可逆的，对卵巢功能影响不大，卵巢仍能正常分泌激素。因而 LNG-IUS 使用期间的月经暂停与绝经期卵巢功能减退所致的闭经完全不一样，LNG-IUS 使用者雌激素水平正常。

国外临床观察发现 LNG-IUS 用于治疗妇科疾病时闭经率高于避孕。Beatty 等报道使用 LNG-IUS 者第 1 年闭经率为 20%，第 2 年月经稀发或闭经率达 70%，81% 的闭经者认为闭经提高了她们的生活质量。放置前的充分告知让患者了解闭经属于置环后的生理状态后，终止率明显降低。

（3）脱落及环下移：LNG-IUS 作为孕激素可以抑制子宫肌纤维收缩，理论上讲应降低脱落危险率。但 LNG-IUS 作为异物刺激子宫，可引起子宫收缩，且子宫腺肌病子宫体积增大、宫腔增大、容受性较差，尤其是放置 LNG-IUS 前子宫体积较大（宫腔深度 ≥ 9cm），易导致环移位或脱落，部分患者会出现月经过多或腹痛症状，而无症状的患者仅能通过 B 超发现。

最近的 1 项研究表明，GnRha 联合 LNG-IUS 治疗子宫明显增大的子宫腺肌病有效，可以减少 LNG-IUS 的脱落率，缓解痛经，减少经量，避免手术，降低治疗费用。因单用 GnRha 患者易出现低雌激素症状，停用 GnRha 后子宫腺肌病复发，故该研究在给予患者 GnRha 治疗 3 ～ 4 次后放置 LNG-IUS，子宫体积比治疗前缩小，LNG-IUS 可以维持对子宫腺肌病的抑制状态。

（4）卵巢囊肿：LNG-IUS 相关的卵巢囊肿通常无明显症状、相对较小、可自行缓解。这种功能性囊肿（functional ovarian cysts，FOC）的出现可能与血浆中的低剂量 LNG 影响 GnRha 的分泌有关，形成卵泡未破裂黄素化综合征或未成熟卵泡排卵障碍等卵泡发育的动力学改变。也可能与血浆雌激素水平、阴道点滴出血及闭经相关，而与年龄 FSH 水平无关。大部分 FOC 6 个月内自行缓解，无明显症状，只需定期 B 超随访，无需特殊处理。

Hidalgo 等观察了 LNG 皮下埋植组及 Tcu380A 组妇女 FOC 的发生、消退情况。第 3 个月时发生率分别为 13.0% 和 1.9%，第 6 个月为 8.0% 和 2.1%，第 12 个月为 14.6% 和 1.2%，囊肿的消失时间分别为 7 ～ 62 天、7 ～ 53 天。研究表明，左炔诺孕酮组 FOC 发生率略高，均为生理性的，可自行消退，无需药物治疗，有 FOC 的患者血清雌二醇水平明显高于对照组。

（5）穿孔及环异位：这种现象对 LNG-IUS 环来说非常罕见，宫内节育器可能引起子宫体或宫颈的穿孔或穿透，通常主要发生在放置宫内节育器时。这种情况下，必须取出该系统。宫内节育器手术子宫穿孔率为 0 ～ 0.23%，而置入 LNG-IUS 的穿孔率为 0.09% ～ 0.26%。

Carmody 等曾报道 1 例产后 6 个月，哺乳期放置 LNG-IUS 的妇女，一周后发生子宫穿孔，节育器异位至盆腔的案例。掌握正确的放置方法可以有效地防止子宫穿孔、节育器脱落、异位等不良后果的发生。

（6）痤疮、阴道分泌物改变、情绪变化、体重增加、面部色素沉着、乳房胀痛及脱发等反应可能是孕激素样反应，考虑其原因可能是合成孕激素对代谢的影响，因为尽管 LNG-IUS 主要在局部起作用，但仍会有 10% 的 LNG 释放于体循环，从而引起上述全身不良反应。由于 LNG 为 19- 去甲睾酮的衍生物，具有一定的雄激素活性，可刺激皮脂腺而致痤疮。患者有严重痤疮症状时应考虑是否与 LNG-IUS 相关，可先局部对症治疗，若难以缓解，再与患者商量决定是否取环。LNG-IUS 使用者体重增加并不一定因血浆中少量的 LNG 引起，也可能与年龄增长相关。邓姗等报道，乳房胀痛的发生率为 27%，通常在置环后 2～3 个月消失。研究发现置入 LNG-IUS 不增加罹患乳腺癌的风险，乳腺癌患者在完成治疗后使用 LNG-IUS 并不增加复发的风险，然而有研究报道，患者使用 LNG-IUS 的过程中发生乳腺癌如继续使用，复发风险增加，此结果仍需进一步大样本、多中心研究证实。置环哺乳者，乳汁中的 LNG 浓度极低，研究表明对哺乳无明显不利影响。

随着放置时间的延长，这些不良反应可逐渐减轻，但这些不良反应会降低患者的依从性，从而使得患者终止整个治疗，应当做好宣教工作，放置后的随访，耐心解释和关心，使患者理解治疗疾病和药物不良反应的利害关系，能更好地配合治疗，增加使用率和满意度等。

总之，很多研究结果表明 LNG-IUS 这种载有药物的高效避孕工具用于治疗子宫腺肌病可明显改善痛经、月经量增多等症状和子宫增大的体征。它以其放置简便、相对低廉的价格，可长期应用，使用过程中全身不良反应少等优点，避免了既往长期使用药物保守治疗不良反应大和手术切除子宫的创伤，以及介入治疗价格昂贵等缺点。使用 LNG-IUS 大大减轻了患者经济负担的同时，也显著提高了患者的生活质量，为广大子宫腺肌病患者提供了一个有效、安全、方便、经济的治疗途径。不良反应主要为阴道不规则点滴状出血，患者大多都能耐受。因此放置前做好充分的解释与咨询工作，可大大提高使用 LNG-IUS 患者的依从性和满意度。

参考文献

1. 中华医学会妇产科学分会子宫内膜异位症协作组. 子宫内膜异位症的诊治指南. 中华妇产科杂志，2015（3）：161-169.

2. Liu H，Lang JH. Isabnormal eutopic endometrium the cause of endometriosis The role of eutopicendometrium in pathogenesis of endometriosis. Med Sci Monit，2011，17（4）：RA92-99.

3. Heikinheimo O，Gemzell-Danielsson K. Emerging indications for the levonorgestrel releasing intrauterine system（LNG-IUS）. Acta Obstet Gynecol Scand，2012，91（1）：3-9.

4. 项双卫，郑梅金. 左炔诺孕酮宫内缓释系统（LNG-IUS）治疗子宫腺肌病2年临床观察. 生殖与避孕，2012，32（4）：277-81.

5. Ozdegirmenci O，Kayikcioglu F，Akgul MA，et al. Comparison of levonorgestrel intrauterine system versus hysterectomy on efficacy and quality of life in

patients with adenomyosis. Fertil Steril，2011，95（2）：497-502.

6. 杨艳英，李芹. 左炔诺孕酮宫内释放系统治疗月经过多50例临床观察. 中国社区医师，2014，30（7）：61-63.

7. 刘芸，成九梅，夏雪，等. 左炔诺孕酮宫内缓释系统治疗子宫腺肌病的疗效. 中国妇幼保健，2010，25（7）：891-893.

8. 顾峥嵘，吴红，陈慧慧，等. 左炔诺孕酮宫内缓释系统治疗子宫腺肌病的临床疗效研究. 生殖与避孕，2016，36（5）：384-387.

9. 黄荣芳，张燕萍，储丽萍，等. 左炔诺孕酮宫内缓释系统治疗子宫腺肌病近期疗效观察. 中国妇幼保健，2014，29（5）：679-681.

10. Bastianelli C，Farris M，Rapiti S．Mirena, an Italian experience．Minerva Ginecol，2011，63（4）：343-349.

11. 高丽虹，宋学军，周坚红，等. 子宫腺肌病放置左炔诺孕酮宫内缓释系统的不良反应分析. 浙江预防医学，2013，25（5）：66-68.

12. Guttinger A，Critchley HO．Endometrial effects of intrauterine levonorgestrel. Contraception，2007，75（6）：S93-98.

13. Lal S，Kriplani A，Kulshrestha V，et al. Efficacy of mifepristone in reducing intermenstrual vaginal bleeding in users of the levonorgestrel intrauterine system. Int J Gynaecol Obstet，2010，109（2）：128-130.

14. 袁虹. 左炔诺孕酮宫内缓释系统联合屈螺酮炔雌醇治疗子宫腺肌病的疗效观察. 实用妇产科杂志，2014，30（2）：124-127.

15. Alborzi S，namedi B，Omidvar A，et al. A comparison of the effect of short-term aromatase inhibitor（1etrozole）and GnRh agonist（triptorelin）versus case

control on pregnancy rate and symptom and sign recurrence after laparoscopic treatment of endometriosis. Archives of Gynecology and Obstetrics, 2011, 284 (1): 105-110.

16. Salakos N, Koumousidis A, Iavazzo C, et al. The slow levonorgestrel-releasing intrauterine system (LNG-IUS) 20mcg/ day: a literature review. Clin Exp Obstet Gy-necol, 2010, 37 (2): 89-96.

17. Zhang P, Song K, Li L, et al. Efficacy of combined levonorgestrel- releasing intrauterine system with gonadotropinreleasing hormone analog for the treatment of adenomyosis. Med Princ Pract, 2013, 22 (5): 480-483.

18. Carmody K, Schwartz B, Chang A. Extrauterine migration of a mirena® intrauterine device: a case report. J Emerg Med, 2011, 41 (2): 161-165.

19. Peng FS, Wu MY, Yang JH. Insertion of the Mirena intrauterine system for treatment of adenomyosis associated menorrhagia: a novel method.Taiwan J Obstet Gynecol, 2010, 49 (2): 160-164.

20. 张彦春，王蔼明，闫玲，等 . 左炔诺孕酮宫内缓释系统治疗子宫腺肌病 75 例疗效观察 . 中国实用妇科与产科杂志，2011，27 (11)：851-853.

（莫琳玲 孙爱军）

口服避孕药和孕激素是症状性子宫腺肌病的一线治疗药物

子宫腺肌病好发年龄在40～50岁，绝大多数患者已完成了生育，加之临床症状痛经及月经过多常严重，所以多少年来认为子宫切除是子宫腺肌病最为有效的治疗方法。近几年来，该病有年轻化倾向，故患者常有保留生育功能的要求，因此，全子宫切除的处理虽较简单，但存在一定的局限性，药物治疗及保守手术的应用就显得十分必要。对于暂无生育要求的患者，治疗的主要目标是缓解疼痛和出血。口服避孕药、高剂量孕激素、左炔诺孕酮宫内释放系统、达那唑以及促性腺激素释放激素激动剂，这些药物通过抑制激素的产生，可以暂时性的诱导子宫腺肌病病灶缩小。本篇将介绍症状性子宫腺肌病口服避孕药和孕激素治疗。

42. 口服避孕药可以诱导月经量减少，特别是在连续性给药时会造成假孕状态，导致内膜蜕膜化和萎缩

口服避孕药通过抑制排卵，可以缓解痛经，用于治疗子宫内膜异位症的研究较多，但是对子宫腺肌病的治疗目前尚无随机对照试验，并且相关的研究报道很少，疗效并不确切。在子宫腺肌病的治疗中，口服避孕药可以诱导经量减少，特别是在连续性给药时，造成假孕状态，使得内膜蜕膜化和萎缩，建议连续服用，通过诱导闭经，避免子宫出血。对合并月经过多的子宫腺肌病患者复方口服避孕药推荐作为一线治疗药物。在子宫内膜异位症的研究中，症状性子宫内膜异位症或子宫腺肌病患者使用口服避孕药治疗中，2/3 患者的疼痛可以得到长期满意的控制，但是针对子宫腺肌病缺少随机对照试验，有些专家相信口服避孕药治疗子宫腺肌病是无效的。然而，许多患者反映有不规则出血，需要强调的是，口服避孕药通常会增加静脉血栓的风险，不建议有其他高危因素的患者服用（如血栓形成倾向或高血压等）。

子宫腺肌病患者平均患病年龄要明显大于子宫内膜异位症，因此，对 40 岁以上患者推荐口服避孕药治疗要谨慎，可能增加患者血栓甚至肺栓塞的风险。皮下埋植类避孕药用于治疗子宫腺肌病痛经取得一定效果，但例数仍不够多，需要多积累经验。

43. 孕激素用于症状性子宫腺肌病保守治疗与子宫内膜异位症相似

孕激素类药物治疗子宫腺肌病疗效不如治疗子宫内膜异位症。一般认为子宫腺肌病不同于子宫内膜异位症，因其腺体来源于基底层子宫内膜，故对孕激素反应不敏感，且全身用药有突破出血、体重增加等不良反应。近年来局部用药研究越来越多，宫腔放置释放左旋 18- 炔诺孕酮 IUD（曼月乐）治疗子宫腺肌病，取得了较好疗效，显著减轻了阴道流血、痛经程度，血浆 CA125 水平较术前也明显降低。点滴出血为常见的不良反应，一般能耐受，对年轻不生育需保留子宫的患者值得推广，曼月乐在治疗子宫腺肌病中的应用详见本书相关观点。

尽管口服孕激素针对子宫腺肌病的支持证据很少，但症状性子宫腺肌病的保守治疗与子宫内膜异位症相似，其中孕激素可以使子宫内膜组织蜕膜化和萎缩。支持孕酮治疗子宫内膜异位症和子宫腺肌病相关疼痛的证据很有限，一个回顾性的研究显示，醋酸炔诺酮可以显著缓解子宫腺肌病相关的月经过多和痛经。

近年来，一种新型孕激素即地诺孕素在日本和欧洲上市用于治疗子宫内膜异位症，取得一定疗效。地诺孕素是一种合成孕激素，具有 19- 去甲羟孕酮和 17-a 羟孕酮衍生物的特性，被批准用于子宫内膜异位症的长期治疗。用于治疗子宫腺肌病经验不多，日本的使用经验表明，因为子宫出血需要中断治疗者比较常见。

国内目前正在做治疗子宫内膜异位症的Ⅲ期临床试验。一个前瞻性的临床试验比较了口服地诺孕素（82mg/d）与曲普瑞林注射剂（每4周1次，每次3.75mg，皮下注射）治疗绝经前妇女子宫腺肌病相关的月经过多和盆腔痛的疗效，结果显示：经过16周的治疗后，两组的盆腔痛都有显著的缓解，地诺孕素的效果和曲普瑞林的效果相当，曲谱瑞林在控制月经量和减少子宫大小方面的作用更显著。孕激素组的缺点是约有1/5的患者性欲下降，并且与其他药物治疗相比，闭经和异常出血的事件发生率更频繁。

关于地诺孕素在子宫腺肌病治疗中的应用目前有两个小规模非随机研究。Sasa等在2014年发表的摘要显示：在子宫内膜异位症伴子宫腺肌病的妇女中，20例妇女用小剂量地诺孕素治疗，22例妇女用小剂量达那唑治疗，结果显示：小剂量地诺孕素和小剂量达那唑治疗子宫内膜异位症的效果相当，但是摘要中并未描述入组标准、患者症状以及疗效指标。

综上所述，关于口服避孕药或孕激素治疗子宫腺肌病目前并没有很好的随机对照研究。对于它们抑制性腺轴的作用或许可以帮助暂时性的诱导子宫腺肌病灶的萎缩，但仍需进一步研究。

参考文献

1. Vercellini P, Somigliana E, Fedele L, et al. Endometriosis: pathogenesis and treatment. Nat Rev Endocrinol, 2013, 10 (5): 261-275.

2. Struble J, Reid S, Bedaiwy MA. Adenomyosis: A Clinical Review of a

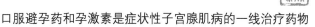

Challenging Gynecologic Condition. J Minim Invasive Gynecol, 2016, 23（2）：164-185.

3. Pontis A, D'Alterio MN, Pirarba S, et al. Adenomyosis：a systematic review of medical treatment. Gynecol Endocrinol, 2016, 32（9）：696-700.

4. Muneyyirci-Delale O, Chandrareddy A, Mankame S, et al. Norethindrone acetate in the medical management of adenomyosis. Pharmaceuticals（Basel）, 2012, 5（10）：1120-1127.

5. Nagata C, Yanagida S, Okamoto A, et al. Risk factors of treatment discontinuation due to uterine bleeding in adenomyosis patients treated with dienogest. J Obstet Gynaecol Res, 2012, 38（4）：639-644.

6. Fawzy M, Mesbah Y. Comparison of dienogest versus triptorelin acetate in premenopausal women with adenomyosis：a prospective clinical trial. Arch Gynecol Obstet, 2015, 292（6）：1267-1271.

7. Sasa H, Imai K, Suzuki A, et al. Comparison of low-dose dienogest with low-dose danazol for long-term treatment of adenomyosis. Obstet Gynecol, 2014, 123（3）：97S-98S.

（邓　燕　孙爱军）

促性腺激素释放激素类似物是症状性子宫腺肌病重要的二线治疗药物

GnRh 是由分布在下丘脑内侧基底区的弓状核及下丘脑视前区的神经元合成与分泌的十肽激素，它呈脉冲性分泌，促使垂体前叶的促性腺激素细胞合成、释放 FSH 和 LH。GnRh 在血液循环中的半衰期极短，仅 2～4 分钟。通过将其不同部位的氨基酸进行置换或去除，可获得一些结构类似于 GnRh 且稳定性更强、半衰期更长的化合物，称为促性腺激素释放激素类似物。根据对垂体 GnRh 受体的作用性质不同，促性腺激素释放激素类似物分为 GnRha 和促性腺激素释放激素拮抗剂两种，其中较天然 GnRh 活性高的称为 GnRh 激动剂，拮抗 GnRh 生理作用的称为 GnRh 拮抗剂，现已广泛应用于妇产科内分泌疾病和肿瘤的诊治以及生殖医学等领域。

44. 促性腺激素释放激素类似物导致垂体降调节，抑制下丘脑-垂体-卵巢轴，卵巢功能受到抑制，从而导致机体处于低雌激素状态

要了解 GnRha 的结构，首先要认识 GnRh 的结构。GnRh 是一种十肽激素，其氨基酸排列呈 "U" 形（图 3）。GnRh 分子甘[6]- 亮[7] 间以 π-π 连结，是与靶细胞 GnRh 受体结合的肽键。如甘[6] 位以 D- 氨基酸（亲水性或芳香性氨基酸）代替，C- 末端去除甘[10]，以乙酰氨基或丙酰氨基替代可生成九肽 GnRh 激动剂（GnRha），可使其在体内不容易被肽链内切酶裂解，因而稳定性增强，半衰期延长，并且与 GnRh 受体亲和力也增加，从而使 GnRh 激动剂的生物学效应增加 50 ～ 200 倍，显著增强促性腺激素的合成和释放。目前，已合成的 GnRha 多种，临床上常用的有亮丙瑞林、曲普瑞林、戈舍瑞林等。其化学结构见表 1，其药理特性见表 2。

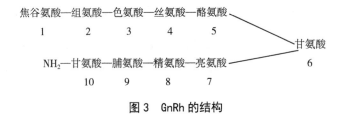

图 3　GnRh 的结构

表 1   常用 GnRh 激动剂的肽链结构

名称	结构
GnRh	pGlu-His-Try-Ser-Tyr-Gly-Leu-Arg-Pro-Gly-NH$_2$
戈舍瑞林	pGlu-His-Try-Ser-Tyr-DSer-Leu-Arg-Pro-Azagly-NH$_2$
曲普瑞林	pGlu-His-Try-Ser-Tyr-DHis -Leu-Arg-Pro-Gly-NH$_2$
亮丙瑞林	pGlu-His-Try-Ser-Tyr-DLeu -Leu-Arg-Pro-NHEt

表 2   常用 GnRh 激动剂的药理特性

药物	半衰期	生物效应	剂量	用法
GnRh	2～4 分钟	1	25μg 或 100μg	静脉 / 皮下注射
曲普瑞林	7 小时 30 分钟	100	3.75mg/28d 0.1mg/d	肌内注射 皮下注射
亮丙瑞林	3 小时 30 分钟	50	3.75mg/28d	皮下注射
戈舍瑞林	4 小时 10 分钟	50	3.6mg/28d	皮下注射

GnRh 对 GnRh 细胞自身受体的自我激发作用，仅在释放频率为 60～90 分钟 1 次的生理性波动下，才能升调 GnRh 受体表达，促进促性腺激素的分泌。GnRh 释放频率过慢引起无排卵和闭经，而释放频率过快或持续性释放则引起 GnRh 受体减少，呈现降调作用，引起垂体促性腺激素分泌降低。与 GnRh 比较，GnRha 生物学活性高，半衰期长。作用于垂体的 GnRh 受体，一般表现为 3 个阶段。

（1）刺激阶段：在 GnRha 应用初期，通过自我激发作用增加垂体促性腺激素细胞内 GnRh 受体数量和受体再循环应用，促进垂体促性腺激素 FSH、LH 的合成和释放，即为上调作用，此反应又称为"flare-up"效应，导致 FSH 增加 5 倍，LH 增加 10 倍，随之血清 E_2、P 有所上升。

（2）抑制阶段：GnRha 持续应用 5 ～ 7 天后或大剂量长期注射后，通过耗竭垂体促性腺激素细胞 GnRh 受体和受体循环应用而减少促性腺激素 FSH、LH 生成和释放，呈现降调或垂体脱敏作用，快速引起低雌激素血症，呈现"药物性、中枢性卵巢阉割"作用，即降调节作用。此时，血清 FSH、LH 水平降低，随后血清 E_2、P 开始下降，10 ～ 14 天后降低到基础水平以下。

（3）恢复阶段：GnRha 停止应用后，垂体仍处于无功能状态，对内源性 GnRh 不发生反应，经过一段时间后才能完全恢复功能，此阶段称为恢复期。恢复期所需时间与所用 GnRha 的剂型和剂量有关，长效制剂为 14 ～ 21 天，短效制剂需 7 天左右。以曲普瑞林为例，治疗 3 ～ 6 周期后，末次注射后平均 75 天卵巢功能恢复，末次注射后平均 90 天月经重新来潮。

45. 子宫内膜异位症和子宫腺肌病的病灶也有 GnRh 受体，GnRha 也可与其受体结合从而直接抑制其细胞增生

持续 GnRha 导致垂体降调节，抑制下丘脑－垂体－卵巢轴，卵巢功能受到抑制，从而导致机体处于低雌激素状态。子宫内膜异位症和子宫腺肌病的病灶也有 GnRh 受体，GnRha 也可与

其受体结合从而直接抑制其细胞增生。此外，GnRha 可降低巨噬细胞作用并减少微血管形成，促进在位子宫内膜和子宫肌层细胞凋亡，对子宫腺肌病的异位子宫内膜病灶似乎无此作用。GnRha 用于治疗子宫腺肌瘤的报道可追溯到 1991 年，Grow 和 Filer 报道了 GnRha 用于治疗子宫腺肌瘤的患者，在治疗 4 个月后子宫体积缩小了 65%，痛经和月经过多也得以改善。

尽管 GnRha 常常作为症状性子宫腺肌病的二线治疗，但对其临床研究仍然不多。一项随机对照研究比较了戈舍瑞林（3.6mg/月）与来曲唑（2.3mg/d）治疗子宫腺肌病的疗效。用药 12 周后，子宫大小（56% *vs.* 46.5%）及子宫腺肌瘤（49.1% *vs.* 40.9%）的体积明显缩小，差异无统计学意义。GnRha 组 86% 的妇女有潮热，治疗期间无妊娠者，而来曲唑组患者无潮热，并且有 2 例治疗过程中妊娠。作者进一步比较了两组症状的改善情况，除了 GnRha 组慢性盆腔痛的发生率更低外，其他症状改善无显著差异。但该研究质量不高，并且没有单独比较各个症状的改善情况。GnRha 也可用于子宫腺肌瘤手术前缩小病灶或子宫腺肌病行子宫全切前缩小子宫，从而降低手术难度。

GnRha 可有效缓解子宫腺肌病引起的疼痛，并且对子宫腺肌病患者的子宫保留、保护其生育功能有重要作用。然而，GnRha 的使用也将引起低雌激素血症带来的不良反应，使接受治疗者出现更年期症状及骨量丢失，从而也限制了其长期应用。此外，GnRha 的花费也比较高，停药后可能症状复发，因此，对于

GnRha 治疗症状性子宫腺肌病适宜的疗程需要进一步研究。

46. 应用 GnRha 主要引起低雌激素血症及骨量丢失两大类不良反应

低雌激素症状：GnRha 可在 3 ～ 5 周内使外周血循环中的 E_2 降至相当于或略高于绝经期水平，从而引起低雌激素血症，主要表现有潮热、出汗、阴道干涩、性欲降低、头痛、睡眠障碍、情绪不稳定，甚至抑郁以及记忆力下降等。

骨量丢失：骨量丢失也与低雌激素有关。雌激素有促进降钙素分泌、抑制破骨细胞的作用。GnRha 治疗后引起低雌激素状态，导致破骨细胞过度活跃而使骨丢失。另一方面，雌激素分泌不足，抑制甲状旁腺激素的分泌，甲状腺素分泌减少使肾脏维生素 D 活化障碍，活性维生素 D_3 生成减少，抑制肠钙吸收，骨矿含量减少，导致骨量丢失。

对于这些不良反应，可采取下述方案进行处理：

（1）反添加疗法：低雌激素症状和骨量丢失都与 GnRha 应用后体内雌激素水平降低有关，因此可以通过激素反添加来得到改善。常用的方法有：雌激素和孕激素连续联合用药，如戊酸雌二醇 0.5 ～ 1.5mg/d，或每天释放 25 ～ 50μg 的雌二醇贴片，或雌二醇凝胶 1.25g/d 经皮涂抹联合地屈孕酮 5mg/d 或甲羟孕酮 2 ～ 4mg/d；或者连续应用替勃龙 1.25 ～ 2.5mg/d。

（2）骨量丢失的防治：一般防治包括饮食均衡，补充适量钙、磷、镁、蛋白质、维生素 D，生活中注意适当的户外活动，接受充足的阳光和进行适当的综合锻炼。其他药物的应用有双膦酸盐类、降钙素、选择性雌激素受体调节剂等，根据具体情况进行选择。

参考文献

1. 于传鑫，李儒芝. 妇科内分泌疾病治疗学. 上海：复旦大学出版社，2014.

2. Streuli I, Dubuisson J, Santulli P, et al. An update on the pharmacological management of adenomyosis. Expert Opin Pharmacother, 2014, 15 (16)：2347-2360.

3. Struble J, Reid S, Bedaiwy MA. Adenomyosis：A Clinical Review of a Challenging Gynecologic Condition. J of Minimally Invasive Gynecol, 2016, 23 (2)：164-185.

（胡晓吟　孙爱军）

症状性子宫腺肌病中常用的其他药物治疗与子宫内膜异位症相似

子宫腺肌病中常用的药物治疗与子宫内膜异位症相似，包括 GnRha、口服避孕药、孕激素、非甾体类抗炎药（NSAIDs）、达那唑和最新的选择性雌激素受体调节剂（SERMs）、选择性孕酮受体调节剂（SPRMs）和芳香化酶抑制剂（AIs）。前三种药物相关观点已有介绍，本篇主要讨论其他药物在子宫腺肌病相关症状包括疼痛和异常子宫出血的治疗的研究进展。

47. 适用于子宫内膜异位症的药物在子宫腺肌病中也得到尝试和应用，但是确切效果缺少很好的对照研究分析

甾体类抗炎药：痛经的女性患者，其前列腺素水平升高，可以引起痛性痉挛。环氧化酶参与前列腺素的合成，非甾体类抗炎药可以抑制环氧化酶，痛经患者服用后可以改善症状。

Marjoribanks 等完成了一项比较所有 NSAIDs 与安慰剂治疗原发痛经疗效的综述，他们的结论是，NSAIDs 与安慰剂相比，对于痛经患者的疼痛缓解有显著性差异（$OR = 57.91$，$95\%CI$：$5.65 \sim 11.09$），但总体的不良反应增加（$OR = 51.52$，$95\%CI$：$1.09 \sim 2.12$），患者如果愿意尝试 NSAIDs 来缓解痛经症状，必须要理解其潜在的不良反应。另外一个系统综述显示，NSAIDs 与安慰剂相比能减少月经量，但是效果差于其他治疗，如氨甲环酸、激素治疗（达那唑或曼月乐）。NSAID 和其他止痛药是子宫腺肌病患者拟生育情况下仅有的治疗选择，对于没有生育要求、有症状的患者，应该用激素治疗慢性异常子宫出血和疼痛症状，NSAIDs 可以用于急性爆发痛。

达那唑：达那唑通过抑制垂体释放 FSH 和 LH，从而导致正常和异位内膜萎缩。达那唑可以减少异位内膜芳香化酶细胞色素 P450 的表达，这或许有助于症状的改善以及减小子宫体积。然而，由于其不良反应，很多患者不耐受。达那唑的不良反应有：痤疮、抑郁、声音变粗、多毛、潮热、LDH 下降、肝酶升高、皮肤油腻、肌肉痉挛、乳房变小、体重增加。达那唑治疗子宫腺肌病新的给药途径如宫颈注射和宫内节育器正在研究中。这些方法可以局部释放激素，并尝试将全身不良反应减小到最低。Takebayashiet 等研究接受达那唑宫颈注射的患者，治疗 24 周，所有妇女的主观症状都得到改善。Igarashi 等研究 14 例伴有痛经、月经量过多或者不孕，通过双合诊、经阴道超声和 MRI 确诊为子宫腺肌病的患者，每名患者均置入含有达那唑的 IUD，研究发现其不同于口服达那唑治疗，研究过程中患者血清达那唑水平始终保持在可检测水平以下，因此，含达那唑的宫内节育器并不会导致任何口服达那唑所观察到的不良反应。在研究期间，9 例患者的痛经完全缓解，4 例患者的痛经减轻，1 例患者的症状无变化。12 例患者月经量过多的症状消失，2 例患者的月经量过多症状无变化。9 例患者的子宫肌层最厚的厚度减小。此外，在取出含达那唑宫内节育器后，4 例不孕患者中 3 例成功妊娠。

Shawki 前瞻性研究了 21 例通过经阴道超声和宫腔镜内膜活检诊断为子宫腺肌病，且伴有月经量过多、痛经的患者，所有患者放置含有 400mg 达那唑的宫内节育器 6 个月后，研究者们发现 17 例（80.9%）患者月经相关疼痛和痛经消失，16 例（76%）患者出血和月经量改善，并且在治疗期间血红蛋白水平显著增加。在取出 IUD 后，9 例不孕患者中 2 例患者在 6 个月内自然妊娠。有 1 例患者 IUD 自然脱落。在研究期间，没有已知的达那唑的全身不良反应报道。与其他研究一致，血清达那唑的水平检测不出。目前含达那唑的 IUD 还是试验性治疗，尚未开展临床应用。

芳香化酶抑制剂：芳香化酶细胞色素 P450 将雄激素转换为雌激素，子宫内膜异位症患者的在位内膜和异位内膜中都检测到其表达。芳香化酶 P450 被认为在增生性生殖道疾病如子宫腺肌病、子宫内膜异位症和平滑肌瘤的子宫内膜的表达受限。几项研究显示，芳香化酶在子宫内膜异位症患者的在位内膜和异位内膜的表达比例不同。Badawy 等在一个前瞻性随机试验中，比较 AIs 与 GnRha 治疗绝经前子宫腺肌病患者的疗效，患者随机分为口服来曲唑（2.5mg/d）和皮下注射 GnRha（戈舍瑞林 3.6mg），疗程 12 周。治疗结束后，两组的全子宫大小并无显著差异，两组的总腺肌瘤大小均下降。AIs 在减小腺肌瘤体积和改善症状方面和 GnRha 效果相同。另外一个研究显示，严重症状性子宫腺肌病对 GnRha 和达那唑治疗无反应，AIs 联合 GnRha 治疗可以减小子宫体积[通过影响学评估（MRI 和超声）]，改善症状。AI 治疗最常见的不良反应是头痛、潮热、情绪改变、肌肉痛及突破性出血，该治疗使雌二醇水平显著被抑制。欧洲人类生殖和胚胎学协会（ESHRE）在最新指南中推荐 AIs 联合其他激素治疗（口服避孕药、孕激素或者 GnRha）仅用于所有手术和其他药物治疗都失败的患者。

选择性雌激素受体调节剂：SERMs 在某些组织中发挥有益的雌激素激动剂作用，而在其他组织中没有不利作用。在绝经后患者，选择性雌激素受体调节剂雷洛昔芬在骨密度方面发挥雌激素样的有益作用，但并不刺激子宫内膜或乳腺。在绝经前妇女中，每天 200mg 雷洛昔芬并不改变月经周期或刺激子宫内膜生长，尽管血浆中的雌激素水平升高。雷洛昔芬对骨密度有益，同时并不刺激子宫内膜，提示雷洛昔芬可能成为子宫内膜异位症有效的治疗药物之一。在病灶完全切除后治疗子宫内膜异位症相关疼痛的第一个 SERMs 与安慰剂对照的研究中，雷洛昔芬与安慰剂相比，疼痛复发更早，并且与子宫内膜异位症复发相独立。而且，绝经后乳腺癌患者使用雌激素受体调节剂他莫昔芬治疗者，其子宫腺肌病的发生率比文献中绝经前和绝经后妇女高 3～4 倍。因此，雌激素受体调节剂似乎并不适用于子宫腺肌病的治疗。

SPRMs：其定义为新一类的孕酮受体的配体，可以发挥孕酮受体激动剂和拮抗剂的作用。在没有孕酮的时候，SPRMs 表现为弱孕激素作用；在有孕酮的时候，SPRMs 可能在一些组织中同时表现弱抗孕激素特性，尤其是子宫内膜，这种特性调整它们在子宫肌瘤和子宫内膜异位症治疗中的应用。目前只有两种药物被批准用于妇科，米非司酮被批准用于终止妊娠、扩张宫颈和中孕期药物终止妊娠；醋酸乌利司他在欧洲和美国被批准用于紧急避孕药，以及最近用于子宫肌瘤的术前治疗。Wang 等在一个近期的研究中，探讨米非司酮对子宫腺肌病组织胱天蛋白酶 -3（Caspase-3）表达的影响。用免疫组化方法检测在位内膜和异位内膜中 Caspase-3 的表达。与安慰剂组相比，米非司酮 5mg、10mg 和 15mg 3 个治疗组的 Caspase-3 的表达显著增加。米非司酮可以增加在位内膜和异位内膜 Caspase-3 的表达，启动细胞凋亡，抑制子宫腺肌病的产生和发展。少数的临床研究显示 SPRMs 在治疗子宫腺肌病方面有潜能。米非司酮 50mg/d 可以缓解疼痛以及导致子宫内膜异位症种植灶萎缩。有报道 Asoprisnil 药物和醋酸特拉司酮可以缓解子宫腺肌病相关疼痛。然而，SPRM 尚需进一步研究，以评估它们的长期作用以及在子宫腺肌病患者中临床应用的效果。

综上所述，在子宫腺肌病相关症状治疗中，非甾体类抗炎药可以有效缓解痛经症状，可用于爆发痛镇痛治疗；达那唑可以缓解痛经及减少月经量，但口服用药不良反应大，耐受性差，经宫颈注射或含达那唑的宫内节育器能有效缓解痛经和减少月经量，同时全身不良反应极小，但尚处于试验阶段；芳香化酶抑制剂通过抑制芳香化酶将雄激素转换为雌激素，减低体内雌二醇水平，效果与 GnRha 类似；研究显示选择性雌激素受体调节剂或许并不适用于子宫腺肌病的治疗，而选择性孕激素受体调节剂通过增加在位内膜和异位内膜中 Caspase-3 的表达，促进细胞凋亡，或许可用于治疗子宫腺肌病，但尚需进一步研究。

参考文献

1. Lethaby A，Duckitt K，Farquhar C. Non-steroidal anti-inflammatory drugs for heavy menstrual bleeding. Cochrane Database Syst Rev，2013，31（1）：CD000400.

2. Garcia L，Isaacson K. Adenomyosis：review of the literature. J Minim Invasive Gynecol，2011，18（4）：428-437.

3. Badawy AM，Elnashar AM，Mosbah AA. Aromatase inhibitors or gonadotropin-releasing hormone agonists for the management of uterine adenomyosis： a randomized controlled trial. Acta Obstet Gynecol Scand，2012，91（4）：489-495.

4. Dunselman GA，Vermeulen N，Becker C，et al. ESHRE guideline：management of women with endometriosis. Hum Reprod，2014，29（3）：400-412.

5. Angioni S，Cofelice V，Sedda F，et al. Progestins for symptomatic endometriosis：results of clinical studies. Current Drug Therapy，2015，10（2）：91-104.

6. Wang Y，Jiang X，Wang S. The influence of mifepristone to caspase 3 expression in adenomyosis. Clin Exp Obstet Gynecol，2014，41（2）：154-157.

（邓　燕　孙爱军）

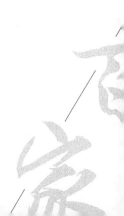

聚焦超声是一种无创、精确消融治疗子宫腺肌病安全有效的方法

　　子宫腺肌病以逐渐加剧的进行性痛经症状为主要表现，严重困扰着广大女性，随着人们生活质量的提高，以及对保留子宫的热切渴望，子宫腺肌病的非手术治疗迅速发展。药物治疗近期疗效明显，但只是暂时性的，停药后症状、体征常很快复发。高强度聚焦超声（high intensity focused ultrasound，HIFU）是近年来兴起的一种非侵入性肿瘤局部消融治疗技术，它利用聚焦于生物组织中的高强度超声产生的热效应使焦域处的组织瞬间凝固性坏死，而周围组织没有损伤，作为一种无创、精确消融治疗子宫腺肌病安全有效的方法，在妇产科领域逐渐得到认可。

　　HIFU治疗系统依靠功率源产生电能，经换能器转变成声能，聚焦后对靶区组织进行治疗；治疗控制系统完成对治疗计划的制定、治疗过程的实施、控制和协调；超声消融要求治疗全程

在影像引导下进行，定位及实时评估系统依靠影像确定治疗靶区的位置、毗邻关系，根据治疗中影像的变化实时评价消融的效果，反馈调节治疗剂量，并监控治疗过程（消融的范围以及邻近重要组织的反应）；运动控制系统通过床体固定装置维持患者的体位，治疗头以六自由度的运动实施不同部位肿瘤的治疗。目前达到这些能力的技术是超声和磁共振。聚焦超声是一种精确热消融技术，在组织内形成生物学焦域，并实时监测治疗效果，治疗系统需满足：①聚焦性能好，通常焦点小（直径1mm），焦点能量高。②焦点处能量达到组织致死剂量。③能量集中于焦点不损伤邻近组织。④焦点能对靶组织进行运动式适形消融。目前以JC型聚焦超声肿瘤治疗系统为代表的超声引导下的治疗设备在全球多个国家和地区广泛应用。

48. 装备HIFU治疗系统的医疗机构应具有相当规模、较好的肿瘤内外科基础，通常应该是三级或二级医院

从事HIFU治疗的主要技术人员必须是接受了HIFU治疗系统专门培训的主治医师以上的执业医师，参与治疗的还包括有临床经验的影像医师、麻醉医师和经过专门训练的护士。

HIFU治疗系统的技术人员须经国家卫生行政管理部门授权或委托授权的HIFU治疗培训基地或中心进行专门的培训，取得相应的合格证书后方有资格上岗。培训基地或中心应具备的条

件：①符合国家卫生和计划生育委员会、国家食品药品监督管理局所颁发的关于 HIFU 肿瘤治疗系统的有关规定；②一般应该是三级甲等医院；③须配备 3～5 名具有从事 5 年以上 HIFU 治疗临床经验的医师及相应的护师和工程技术人员。

HIFU 治疗子宫腺肌病是利用超声波组织穿透性和可聚焦性，将体外的低能量超声聚焦在体内病变部位，形成高强度声焦区，引起瞬态高温效应使靶区内组织温度升高，致肿瘤组织发生凝固性坏死而达到治疗目的。为了使超声能量在治疗时聚焦于靶区，同时不损伤周围正常组织，常见的聚焦方式有声透镜聚焦、球壳式自聚焦、多阵元汇聚聚焦和多阵元相控阵聚焦等。高强度聚焦超声在深部组织产生凝聚坏死，所以要求其聚焦准确性非常高、治疗剂量可控性强、定位准确，才能够完全性损毁靶区组织。治疗的最佳频率需要尽量低，以保证正常组织吸收的热量少，让足够的能量达到靶区，另一方面要尽量高，有利于超声波聚焦，在焦域处才能达到足够的能量。

HIFU 治疗过程中主要涉及的生物学效应有热效应和空化效应：

（1）热效应：HIFU 治疗的主要目的是实现靶组织的热消融，根据不同温度范围，超声在组织中的热效应体现在一般加热、致凝固性坏死或组织汽化或者三者均有。热剂量是用于评价热疗效果的一个反应治疗参数和生物学效应或疗效相对应的物理量。对于 HIFU 治疗，当温度维持在 60℃、1 秒钟以上或者在同等剂量下可达到消融的目的。在热辐射下导致蛋白变性，细胞质和线粒体酶出现损伤从而使细胞凋亡，靶组织发生不可逆性的凝固性坏死。组织病理学发现，凝固性坏死区与周围有一条明显界限，通常不超过 50μm，仅含 5 ～ 7 层细胞，足以表明 HIFU 对组织损伤有较高的精确性和可控性。

（2）空化效应：超声波作用于液体媒质时，液体媒质中的微小泡核在超声波作用下被激活，表现出震荡、生长、压缩和崩溃等一系列动力学过程，称为"声空化"，简称空化。空化效应对肿瘤的直接破坏作用减轻了机体肿瘤的负荷，使宿主对抗肿瘤的能力相对提高，从而激发机体免疫系统的抗肿瘤作用。此外研究发现，HIFU 引起的空化效应还可加速血液凝结、促进药物输送等一系列作用。

（3）血供：HIFU 治疗时血液循环会带走部分能量，对 HIFU 治疗的有效性主要取决于焦点与大血管的距离、血流速度和血管大小。目前认为 HIFU 实体瘤治疗可以破坏直径 ＜ 2mm 的血管，这样较大血管的保留就会有利于对坏死组织的修复，同时给较大血管周围肿瘤或者靶组织的完全彻底消融带来困难。

国内有研究报道，HIFU 应用于子宫腺肌病的治疗基于以下两方面的原因：① HIFU 的生物学效应不仅可以使靶区内的肌细胞发生不可逆的凝固性坏死，同时可以使靶区内异位的腺上皮细胞和间质细胞发生凝固性坏死，电镜下可见细胞膜双侧结构消失、断裂，细胞核膜消失、染色体边集、呈块状，细胞器被破坏；② HIFU 的生物学效应主要是热效应使子宫腺肌病病灶血供被阻断，营养血管发生完全栓塞，从而改善患者的临床症状。

总之，应用 HIFU 治疗子宫腺肌病可控性强、定位准确，治疗中可实时监测，治疗焦域范围内仅破坏病灶部位细胞，不影响周围组织，保留了子宫的完整性，不影响卵巢功能。同时应用 HIFU 治疗子宫腺肌病无创伤、恢复快，无需麻醉，可重复治疗，值得推广。但是对于临床适应证的选择仍应慎重，以避免不良反应和严重并发症的发生。

49. HIFU 治疗子宫腺肌病有严格的标准

（1）适应证

1）技术适应证：①机载超声能显示子宫腺肌瘤或子宫腺肌病病灶，并且声通道安全；②显示的靶组织路径与拟治疗超声路径一致；③子宫腺肌瘤或子宫腺肌病病灶大小的最小要求能容纳聚焦超声的最小焦域；④有效焦距能保证焦域到达靶组织。

2）临床适应证：①具有临床症状：进行性加重的痛经，疼痛的简易描述量表（verbal rating scale，VRS）评分均在 2 分或 2 分以上，同时伴有月经量多、月经期延长、月经中期阴道淋漓出血和下腹坠胀等症状；②经临床和影像确诊，单层肌壁厚度≥ 3cm；③生育后或绝经前，无生育要求；④自愿接受 HIFU

治疗。

（2）禁忌证：有以下情况之一者禁行 HIFU 肿瘤治疗：①无完全声或有效通道的腺肌瘤；②不能被焦域有效覆盖的腺肌瘤；③治疗相关区域存在皮肤破溃或感染时；④治疗相关区域皮肤接受过 45GY 以上放疗时；⑤超声治疗的通道中存在腔静脉系统栓子时；⑥超声治疗的通道中存在显著钙化的动脉血管壁时；⑦有重要脏器功能衰竭的患者；⑧有严重凝血功能障碍或正在进行抗凝治疗的患者；⑨阴道出血；⑩子宫腺肌病同时合并子宫外子宫内膜异位病灶；⑪合并盆腔或生殖道急性或亚急性期感染；⑫合并子宫及附件的非良性病变；⑬合并胶原组织病史；⑭不能耐受相应麻醉的患者；⑮不能俯卧 1 小时者；⑯不能与医师和护士交流沟通者；⑰机载定位影像系统不能清晰显示的肿瘤。

（3）治疗前准备

1）心理行为指导：消除患者的焦虑，生活规律，鼓励有氧运动，适当控制体重。

2）一般准备：①病史采集：了解相关症状，评价严重程度，了解月经情况，避开月经期治疗，有无阴道异常出血，有无下腹痛及尿频、便秘情况；有无宫内节育器，通常需要在治疗前 3 天取出或者阴道流血明显减少或停止后治疗；有无生育要求，近 3 个月有无人工流产史，人流后如果基底层损伤，瘢痕形成，尚未软化，治疗过程中该区域能量沉积增加，可出现疼痛或局部损伤；既往有无腹部手术史，有无盆腔炎及其他特殊病史如抽脂术。②查体：重点了解腹部有无既往手术及手术瘢痕、腹部脂肪厚度、下腹部有无压痛等，三合诊排除子宫和直肠有无粘连，排除其他恶性肿瘤。③辅助检查：术前完善相关常规检查及影像学检查，以明确诊断。④定位：所有患者均于术前经超声定位，判断声通道情况。⑤声通道准备：定位成功后，于治疗前 3 天按要求进食少渣易消化的半流质或是流质饮食，治疗前晚患者禁食、导泻，治疗当天术前给患者常规备皮、灌肠、留置尿管。

（4）疗效评价：子宫腺疾病患者腺肌组织还能合成雌激素，使病灶局部的雌激素浓度升高，进一步促进病灶的生长，因此 HIFU 消融病灶同时降低了局部雌激素水平。HIFU 消融子宫腺肌病的关键在于声环境的建立、超声能量的沉积，从而以高温破坏腺肌组织。子宫属实质性脏器，子宫腺肌病病灶坏死后无法迅速脱落或消失，HIFU 治疗后局部血流供应不足，它是一种缓慢坏死、纤维化的过程，病灶缩小有一定的时间性，不能像手术治疗那样以单纯瘤体缩小或消失作为疗效指标。

HIFU 肿瘤治疗后的疗效评价必须建立在影像学评价和临床评价的基础上，分为早期影像学评价、临床综合评价和临床随访。

1）早期影像学评价的目的是确定治疗后是否在治疗靶区产生了肿瘤的凝固性坏死以及坏死的范围，决定是否需要再次 HIFU 肿瘤治疗。在 HIFU 肿瘤治疗后 1 个月内，行 CT 和（或）MRI 动态增强检查。热"切除"的标准：①完全热"切除"的标准：治疗区组织完全凝固性坏死，其范围不小于原肿瘤的范围。②部分热"切除"的标准：治疗区组织有凝固性坏死，其范围小于原肿瘤的范围。③治疗无效的标准：治疗区组织无凝固性坏死。影像学判断凝固性坏死的标准见其说明。没有达到完全热"切除"标准的肿瘤，应根据治疗目的（完全治疗或姑息治疗）决定是否再次HIFU肿瘤治疗。

2）临床综合评价包括临床症状、体征、实验室检查、肿瘤标记物、病理组织学以及生存质量等综合评价。

3）临床随访包括：影像学检查随访用于评估治疗局部的转归、有无远处转移，患者的生存随访用于评估预后。HIFU肿瘤治疗对患者预后的影响是评价HIFU疗效、确立HIFU肿瘤治疗在肿瘤综合治疗中的地位的重要指标。

（5）手术并发症：尽管HIFU属于无创治疗，但治疗可能发生水电解质平衡紊乱、疼痛［治疗区域和（或）骶尾部疼痛］、皮肤烧伤和水泡、发热、血尿、胃肠道反应、闭经或月经过多等不良反应，需引起注意。聚焦超声的功率必须遵循个体化原则给予调整，以避免功率过大发生组织损伤，其安全性、有效性、对妊娠的影响有待于更多的临床数据证明。

参考文献

1. 郎景和，石一复，王智彪.子宫肌瘤.北京：人民卫生出版社，2014.

2. Wang W，Wang Y，Wang T，et al. safety and efficacy of US-guide high intensity focused ultrasound for treatment of submucosal fibroids. Eur Radiol，2012，

22 (11)：2553-2558.

3. Gara Leal JG，Hernandez LI，Castillo SL，et al. Laparoscopic ultrasound-guide radio frequency volumetric thermal ablation of symptomatic uterine leiomyomas：feasibility study using the Halt 2000 Ablation System. J Minin Invasive Gynnecl，2011，18 (3)：364-371.

4. Fan TY，zhang L，chen W，et al. Feasibility of MRI-guided high intensity focused ultrasound treatment for adenomyosis. Eur J Radiol，2012，81 (11)：3624-3630.

（何小静　孙爱军）

宫腔镜对于子宫腺肌病具有很大的优势

　　子宫腺肌病主要表现包括继发性、渐进性加重痛经，经期延长及经量增多，子宫不规则出血以及不孕不育等。子宫腺肌病的治疗应该根据病灶的部位及范围、患者的年龄、有无生育要求、患者意愿以及医师的手术经验而定。对无生育要求的子宫腺肌病患者可以行子宫内膜去除术，术后月经量明显减少甚至闭经，痛经缓解，深部的电切比滚球切除效果好。对于子宫腺肌病患者，特别是病变由宫腔向肌层进展的浅表型病变，宫腔镜具有很大的优势，如方便识别病灶并切除受累的病灶及子宫颈。通过宫腔镜切除病变部位的子宫内膜和病灶，手术通常在超声监视下进行。

50. 宫腔镜子宫内膜去除术适合于无生育要求、年龄较大、月经量过多、病变表浅的患者

　　宫腔镜子宫内膜去除术可用于病变深度较浅的轻症患者，但有复发的可能，少数情况下残留的内膜腺体可发生恶变。子宫内膜去除术可切除大部分子宫内膜和浅表的子宫腺肌病病灶，术后

月经量减少或闭经，甚至可使痛经缓解，尤其适用于伴有月经过多的轻度子宫腺肌病患者。对肌层浸润深度较深的病灶，单纯行子宫内膜切除术效果较差，可同时行腹腔镜手术。

（1）手术方式：经宫颈子宫内膜电切术（transcervical resection of endometrium，TCRE）：TCRE 是第 1 代子宫内膜去除术，治疗子宫腺肌病时，对子宫内膜的破坏深度通常包括内膜全层及其下方 2～4mm 的肌层组织。由于受电切环切割运动曲线特性的限制，内膜缺损的面积较大、切割深度受限，适宜于由子宫内膜向肌层浸润的病灶，一般认为病灶由内膜向肌层浸润深度不应超过 2.5mm。

1）激光子宫内膜去除术：其利用激光凝固、汽化子宫内膜，也是第 1 代子宫内膜去除术，由于激光发生器价格昂贵，未普及。

2）滚球或滚筒电极电凝子宫内膜去除术：其通过电灼热凝固效应破坏子宫内膜。与组织接触面大，可进入宫角，术中出血通常比电切少，缺点主要为无病理组织送检。

3）热球子宫内膜去除术：其是第 2 代子宫内膜去除术，子宫热球治疗仅烫伤子宫内膜及浅肌层，对深层子宫平滑肌组织和子宫邻近器官无损伤。热球初始压力、加热时间以及子宫内膜厚度是影响疗效的主要因素。主要包括热球内膜剥离系统以及 TB 型子宫内膜治疗仪。

4）真空激光子宫内膜去除术（endometrial laser intrauterine thermal therapy，ELITT）：ELITT 是一种双极真空管激光子宫内膜去除技术，也是第 2 代子宫内膜去除术之一，激光被子宫内膜中的血红蛋白吸收后转换成热能，使子宫内膜凝固、坏死，闭经率低于电切术。

5）射频子宫内膜去除术（radiofrequency ablation of endometrium，RFAE）：RFAE 为第 2 代子宫内膜去除术，通过治疗电极将高频的交流电磁波导入到子宫内膜组织从而产生生物热效应，使子宫内膜发生凝固、变性、坏死和脱落，以达到去除子宫内膜的一种新方法。诺舒可自动控制子宫内膜去除的深度，一旦达到肌层，发生器自动关闭。

（2）手术并发症：近年来关于子宫内膜去除术报道较多，只要严格把握患者病情和适应证，手术效果较好。第 1 代子宫内膜去除系统操作较复杂，并发症发生率较高。夏恩兰等报道了 1468 例宫腔镜下子宫内膜切除术的患者，术后有 2.5% 的患者生活能力和生活质量下降，9.0% 的患者性生活质量下降。子宫内膜切除术（endometrial ablation，EA）术后妊娠发生率很低，但 EA 后再次妊娠，母胎并发症的风险均提高，主要并发症包括自发性流产、胎膜早破、早产、胎盘粘连、异位妊娠、围产儿死亡等，术后应严密随访。EA 后部分患者仍有周期性子宫出血，提示内膜仍持续存在，而 EA 后炎症坏死可导致子宫收缩与瘢痕形成，导致残存的内膜出血积存在宫腔里，少数患者需宫腔镜下分离粘连，如果患者之前做过绝育术，可能出现子宫内膜去除-输卵管绝育综合征，月经期出现持续疼痛，为减少该并发症，行 EA 时应避免对宫颈的热损伤。

　　部分患者因治疗失败需接受进一步手术治疗，如全子宫切除术。治疗失败可能与以下因素有关：宫腔内较高的压力有利于异位子宫内膜细胞向深处种植；如果病变浸润深度超过 2.5mm，则无法彻底切除，只是部分病灶残留，某些部位宫腔镜下容易漏切，如宫底部和宫角部；不彻底的治疗反而刺激残留的异位细胞进一步生长，加速了病程。因此，对侵入肌层较深的子宫腺肌病不建议行宫腔镜下手术，一方面如果切除较深，肌层内的血管不易收缩，容易导致出血多，而且手术不易彻底，治疗效果不佳；另一方面，异位内膜病灶表面的瘢痕一旦裂伤，可出现突发性子宫大出血。故对于已知深入肌层较深的子宫腺肌病不宜应用宫腔镜下手术。Quemere 等通过对 121 例孕酮治疗无效的子宫腺肌病合并异常子宫出血患者，应用子宫内膜切除术后随访 8 年的回顾性分析，结果发现：一次子宫内膜切除术后的成功率为 56%，2 次子宫内膜切除术后的成功率为 67%，另有 17 例（19%）患者因反复发生异常子宫出血而行子宫切除术。

　　有子宫内膜去除术后造成子宫腺肌病的报道，子宫腺肌病病灶是手术后发生的还是术前已经存在目前很难判断。此外，EA 不是子宫内膜癌前病变及子宫内膜癌的治疗方式，虽然不增加癌前病变及癌的风险，但 EA 后可能影响早期症状的出现，延迟发现癌前病变或早期癌。

　　（3）手术注意事项：行宫腔镜手术治疗子宫腺肌病前应排除恶性疾病及盆腔子宫内膜异位症，术前注意软化及扩张宫颈管。宫腔镜下病灶切除时注意预防出血，一般来说，子宫腺肌病病灶内血管并不丰富，但病灶周围的正常肌层血管较多，切除范围过大时有可能出现大血管出血，此时宫腔镜下止血相对较为困难。电切术中可行超声监测，电切后子宫内膜由线状强回声变为 3～4mm 宽的强回声光带，超声下强回声光带不连续，提示有内膜漏切可能，强回声光带的外缘达肌层深部甚至接近浆膜层时，表明局部切割过深，如继续切割，有子宫穿孔风险，是停止局部电凝的重要标志。

子宫腺肌病患者行子宫内膜去除术的关键点在于切割子宫内膜的深度和广度，防止漏切及切割深度不足。对子宫内膜的破坏要彻底。手术结束前可加大膨宫压力，看清输卵管口，再沿输卵管口向子宫两侧壁检查，充分暴露子宫两壁侧及子宫角部，如发现有残存内膜，进行补切或电凝等。

子宫内膜切除通常适用于病灶局限于子宫内膜结合带的患者，月经问题可以得到解决，可以切除病灶。对于子宫腺肌病病灶位于外肌层的患者，子宫内膜切除术也可能发挥作用，因为腹腔镜切除外肌层病灶后患者的月经问题可能不能获得改善，或者因为切除不彻底或月经问题不是外肌层的子宫腺肌病病灶引起的。可能有生育要求的患者是子宫内膜切除术的禁忌证。

（4）囊性子宫腺肌病的诊治：子宫腺肌病病灶偶可见直径不超过 5mm 的微小囊腔，当存在较大的囊腔（异位内膜组织和血性液体）时，称为囊性子宫腺肌病／囊肿／瘤。常表现为药物难以控制的严重痛经，易误诊为子宫肌瘤变性以及梗阻性生殖道畸形。根据病灶的位置（浆膜下、肌壁间或黏膜下）及大小，可选择药物治疗、经腹手术、腹腔镜手术以及宫腔镜手术等，手术治疗大多能完整切除病灶，术后症状可得到明显缓解。

总之，子宫内膜去除术对内膜肌层交界处或者浸润较表浅的子宫腺肌病效果较佳，可有效控制月经过多及痛经的症状，但对浸润较深的病灶治疗效果较差。

（郑婷萍　孙爱军）

参考文献

1. Graziano A，Lo Monte G，Piva I，et al. Diagnostic findings in adenomyosis：a pictorial review on the major concerns. Eur Rev Med PharmacolSci，2015，19（7）：1146-1154.

2. Gordts S，Campo R，Brosens I. Hysteroscopic diagnosis and excision of myometrial cystic adenomyosis. GynecolSurg，2014，11（4）：273-278.

3. Di SpiezioSardo A，Guida M，Bettocchi S，et al. Role of hysteroscopy in evaluating chronic pelvic pain. FertilSteril，2008，90（4）：1191-1196.

4. Fernández C，Ricci P，Fernández E.Adenomyosis visualized during hysteroscopy. J Minim Invasive Gynecol，2007，14（5）：555-556.

5. Molinas CR，Campo R. Office hysteroscopy and adenomyosis. Best Pract Res ClinObstetGynaecol，2006，20（4）：557-567.

6. 张震宇，李梦慧. 子宫腺肌病及其保守性手术治疗. 中国实用妇科与产科杂志，2013，29（1）：26-28.

目前对于有生育功能要求的子宫腺肌病
患者治疗方案尚无共识

　　子宫腺肌病是妇科常见疾病，指异位内膜浸润正常的子宫肌层，周围平滑肌细胞增生包裹异位的内膜上皮和基质而形成病灶。子宫腺肌病为良性疾病，可累及部分或整个子宫，分为弥漫性和局限性两种类型。其病因尚不明确，临床表现主要为：不规则子宫出血、继发性痛经、不孕，也有部分患者没有症状，是在因其他病因切除子宫术后病理诊断为子宫腺肌病。子宫腺肌病多在 30 多岁后起病，70% ～ 80% 是 40 岁以上的患者。既往曾经认为子宫腺肌病发生于经产妇，但随着影像学诊断技术的提高，及女性将首次妊娠年龄推迟至 30 岁甚至 40 多岁导致未生育女性子宫腺肌病发生率增高。目前认为子宫腺肌病患者中子宫内膜和肌层的异常作用（如内膜供血不足）导致内膜容受性破坏，影响了这些患者中胚胎种植的过程。子宫内膜-肌层交界区的破坏产生了子宫肌层异常的蠕动也会影响种植。这些原因造成子宫腺肌病患者生育困难。因近年生育年龄的推迟及二胎政策的放开，导致子宫腺肌病造成的不孕问题日益突出，而目前对于有生育功能要求的子宫腺肌病患者治疗方案尚无共识。子宫腺肌病引起不孕的治疗方式主要有药物治疗、保守手术治疗、辅助生育等。近年应用的子宫动脉栓塞术、MRI 辅助高强度聚焦超声消融术等新方法也应用到子宫腺肌病不孕的治疗中。本篇旨在讨论子宫腺肌病有关不孕的各种治疗方式。

51. 对于有生育要求的患者假绝经疗法是公认的疗法之一

　　子宫腺肌病治疗中的药物治疗主要是假孕疗法和假绝经疗法，对于有生育要求的患者假绝经疗法是公认的疗法之一。假绝经疗法的代表药物是 GnRha，GnRha 问世后，因其疗效明确、不经过肝肾代谢的优点被认为是治疗子宫腺肌病最有效的药物之一。GnRha 是人工合成的十肽类化合物，可高效的结合 GnRh 受体，通过负反馈作用抑制卵巢分泌黄体生成素和促卵泡激素，造成体内低雌激素水平，从而达到绝经的状态，使异位的内膜萎缩从而达到治疗作用。一般患者在用药 3 ~ 6 次后体内的雌激素就能达到去势水平，用药后第 2 个月开始出现短暂性的闭经，临床症状可得到缓解，子宫体积可明显缩小，而停药后短期内排卵可恢复。GnRha 可长期消除雌激素对子宫腺肌病的刺激，抑制并缩小子宫腺肌病的病灶，且对腹腔液的各种细胞及免疫因子具有一定的抑制作用，从而改善腹腔内环境，提高子宫内膜对胚胎的容受性，有利于卵母细胞的成熟和发育。一项 Meta 分析纳入了 2 篇病例分析和 1 篇个案报道，分析显示 GnRha 成功治疗了保守性子宫腺肌病，在这 3 项研究中长期应用 GnRha 均有在停药 24 个月内自然受孕的报道。对于合并不孕的弥漫性子宫腺肌病患者 GnRha 是首选，但 GnRha 的治疗作用是可逆的，所以停药后 6 个月应积极选择辅助生育，提高妊娠率。其他假绝经疗法药物有孕三烯酮、达那唑及假孕疗法等常用药物。人工合成高效孕激素和孕激素受体拮抗剂–米非司酮等因其不良反应大，妊娠相关毒性（致畸性等）不明确，在有生育要求的子宫腺肌病患者临床研究较少。

另有研究显示腺苷酸活化蛋白激酶（AMP-activated protein kinase，AMPK）的表达水平在子宫腺肌病子宫内膜间质细胞 (adenomyosis endometrial stromal cells，A-ESCs) 胞质中高于正常子宫内膜间质细胞（normal endometrial stromal cells，N-ESCs），由此我们推测 AMPK 是治疗子宫腺肌病的一个目标，如果能找到什么药物调节 AMPK 的表达就能作为子宫腺肌病的突破口。二甲双胍能明显增加 AMPK 活性，从而抑制 A-ESCs 的增殖，所以二甲双胍对分泌期子宫腺肌病有作用。二甲双胍常用于多囊卵巢综合征的治疗，而且它可以降低早孕期的流产率。Mata 分析支持二甲双胍可以增加临床妊娠率和排卵率，但二甲双胍对子宫腺肌病尤其有生育要求患者的治疗作用还因研究水平有限，需要临床再证实。

52. 子宫腺肌病保留生育功能的保守性手术原则是避免子宫严重损伤，同时尽量切除病变组织

手术治疗是子宫腺肌病主要的治疗方法，分为根治性手术和保守性手术。子宫腺肌病保留生育功能的保守性手术原则是避免子宫严重损伤，同时尽量切除病变组织。手术指征多选择病灶较为局限的腺肌瘤，弥漫性的子宫腺肌病很难切净病灶，只能减少病灶的体积和负荷。子宫腺肌瘤与有包膜的子宫肌瘤相比存在与正常肌层分界不清的特点，难以准确判断切除范围，从而增大了手术的难度。手术可根据患者和术者的情况选择开腹或腹腔镜。研究显示：与开腹手术相比，腹腔镜手术明显缓解了术后疼痛，缩短住院日期，但手术时间较长，且两者术中出血、患者疼痛缓解及月经量减少相比无差别。具体选择何种手术方式可以减少残存、增加术后受孕率现尚无定论。1 篇回顾性研究对比了传统保守手术方式和新型"H"切口的保守性手术，新型手术术后妊娠率为 50%，而传统手术术后无妊娠率报道。另 1 项研究发现子宫腺肌病术中将近 30% 的情况会进入子宫腔。因此术前需要进行仔细的评估，患者应该充分知情。子宫瘢痕及残余病灶引起的子宫张力和强度的变化可能导致妊娠中子宫破裂。Wang 等复习了 9 例子宫腺肌病术后自发妊娠的病例（其中 1 例在妊娠 12 周时子宫破裂），从完成治疗（包括药物治疗）或恢复月经到妊娠的

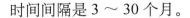

时间间隔是 3 ～ 30 个月。

综上所述，手术应注意以下几点：①以稀释的垂体后叶素注射宫体，尤其是手术部位以减少局部出血；②子宫切口选择在子宫腺肌病最明显的部位，尽量选择"H"切口；③尽量切净子宫腺肌病病灶，并保留正常的肌层，尽量避免穿透或损伤子宫内膜层，影响妊娠；④分层严密缝合，尽量恢复解剖结构，避免无效腔；⑤手术时放置防粘连材料，减少术后粘连；⑥术后至少严格避孕半年，减少术后妊娠子宫破裂的风险。

1 篇 Meta 研究纳入 3 篇病例分析，评估了单纯子宫腺肌病保守手术的有效性，其中 2 篇报道了活产率，1 篇报道了术后妊娠率，综合看单纯子宫腺肌病保守手术总的活产率为 36.2%（58 例患者 21 例活产）。单纯子宫腺肌病病灶剔除术治疗子宫腺肌病的术后复发率为 40% 左右，子宫腺肌病病灶剔除术后联合 GnRha 治疗后复发率国内报道不一，约 12%，相对于单纯子宫腺肌病病灶剔除术复发率明显降低。故术后建议继续注射 3 至 6 针 GnRha 控制残存组织，从而降低术后并发率，提高后续受孕率。这篇 Meta 分析还纳入 8 项关于保守手术合并或未合并应用 GnRha 的研究，其中 4 篇病例分析、4 篇个案报道显示这些治疗方式术后活产率为 88.2%（15 例患者 17 例活产），其较高的活产率考虑是由于纳入研究的病例中 4 篇为个案报道；6 篇研究是术后应用 GnRha，2 篇是仅行保守性手术；其中仅有 1 篇回顾性研究对手术合并应用 GnRha 和单纯应用 GnRha 做了比较，28 例患者行保守性手术，术后用或者未用亮丙瑞林（每 4 周 1 次，应用 24 周），37 例患者仅接受亮丙瑞林（每 4 周 1 次，应用 24 周），两者活产率分别为 32.14% 和 8%，手术后用或未用 GnRha 活产率是单纯用 GnRha 的 3.91 倍（95%CI：0.58 ～ 2.45）。

由此可见保守性手术术后应用 GnRha 可以降低子宫腺肌病的复发率，提高其妊娠率和活产率，因此相比较单纯子宫腺肌病保守性手术，手术联合 GnRha 更值得推荐。

53. 子宫动脉栓塞术治疗子宫腺肌病的研究规模目前还很小

1995 年首次有子宫动脉栓塞术（uterine artery embolization，UAE）治疗子宫肌瘤的报道，这种治疗方式很大程度上提高了非恶性妇科疾病患者的生存质量。由于 UAE 成功治疗了子宫肌瘤，它也被用于类似的疾病（子宫腺肌病）的治疗。因为其治疗方式的特点，治疗后短期和长期有效性不同。研究显示单纯子宫腺肌病与子宫腺肌病合并子宫肌瘤两组行 UAE 后的短期症状缓解率分别是 83.3% 和 92.9%，长期症状缓解率分别为 64.9% 和 82.4%。因为 UAE 保留了子宫，故它可以作为有效地治疗方法，为女性保留生育功能。但研究显示治疗后受孕率及活产率差别较大，一项研究纳入 54 例单纯子宫腺肌病患者应用 UAE 后随访 58.8 个月，19 例患者治疗后 17.3 个月后复发，58.5 个月后子宫血流量减少 27.4%，5 例患者因症状复发行子宫切除术，5 例患者怀孕，其中 3 例足月分娩，2 例因非意愿妊娠行人流。而另一项小样本研究显示，子宫腺肌病患者应用 UAE 后随访 35 个月，活产率为 83.3%（6 例患者中 5 例活产）。

另一项研究对比了腹腔镜下保守手术和子宫动脉栓塞术，两组患者术后临床症状明显缓解，月经量明显减少，贫血改善（$P < 0.5$）；子宫体积和病灶体积明显缩小，CA125 水平明显下降，卵巢内分泌功能均无明显影响。两种方式均是保守性治疗子宫腺肌病的有效方法，但子宫动脉栓塞术更适合有生育要求保留子宫的患者。

UAE 治疗要注意放射线的影响和治疗后 1 ～ 6 个月子宫处于病灶坏死吸收高峰，对妊娠不利。因此认为自然受孕时间应选择在术后 1 ～ 2 年内，平均 13 个月，此阶段盆腔内处于最佳环境，有利于受孕。能否正常受孕和足月分娩的关键在于 UAE 对卵巢功能和子宫内膜有无损伤和能否恢复，因此 UAE 治疗过程中应注意几个关键问题：①栓塞靶血管的选择：绝大部分子宫腺肌病病灶主要位于子宫体部，因此子宫腺肌病的靶血管是双侧子宫动脉上行支。②栓塞剂的种类和栓塞剂颗粒大小的选择：在可选择的栓塞剂中球状栓塞剂优于非球状的聚乙烯醇（PVA）颗粒。③栓塞程度的控制：栓塞过度导致卵巢血供不足，严重将会导致卵巢功能衰竭。对于有生育要求的患者更应避免栓塞过度。缓慢注射和适度栓塞可以最大限度地防止栓塞剂反流，减少卵巢的并发症。

54. HIFU 消融术后生育的报道非常少

HIFU 是一种已在临床应用的新型肿瘤热消融技术，通过体外控制热焦域运动，实现对不同大小、形状实体瘤消融的目的。利用 HIFU 技术治疗子宫腺肌病可以改善症状，保留子宫，为妊娠创造条件。但相关子宫腺肌病有生育要求的临床研究极少。Rabinovici 等报道了 1 例局限性子宫腺肌病病灶经 HIFU 治疗后6 周，病灶明显缩小，治疗后 3 个月妊娠并自然分娩。

55. 辅助生育技术是子宫腺肌病相关不孕最主要的治疗方式

辅助生育技术的发展使很多不孕患者看到了希望，但对于子宫腺肌病患者来说却不那么乐观。目前，由于仅有质量和数量都不佳的少数子宫腺肌病观察性研究，所以子宫腺肌病患者试管婴儿（IVF）或体外受精（ICSI）治疗的有效性还不是很清楚。

目前关于子宫腺肌病患者辅助生育成功率低的病因研究较多。一项研究推测，子宫腺肌病患者肌层中异常血管和异位的腺体可能产生一种细胞因子和免疫因子，可以对子宫内膜容受性及胎盘形成负面影响。越来越多的证据表明，子宫腺肌病对子宫内膜细胞抗原的表达，影响细胞因子的产生，并产生氧自由基，所有这些提示子宫内膜容受性的破坏。最近一项研究显示，长期应用 GnRha 可以下调内膜巨噬细胞数量，使得与之共存在内膜分泌的趋化巨噬细胞的细胞因子 MCP-1 减少，基于这项研究可以假设子宫腺肌病患者内膜在较多雌激素作用下会产生炎症细胞因子，导致内膜巨噬细胞密度增加，可能是造成子宫腺肌病辅助生育成功率低的原因。另一项研究显示在辅助生育卵巢刺激周期中，子宫腺肌病患者内膜的 IL-6、IFN-γ、MCP-1、IL-10、IL-17 细胞因子较对照组明显升高。因为卵巢刺激周期而取消移植，使得没有妊娠结局。其他的研究也显示，子宫腺肌病患者行 IVF 和 ISCI 分娩率、生化妊娠率和临床妊娠率均较非子宫腺肌病患者低，周期取消率和流产率则较非子宫腺肌病患者高，但种植率两者无明显差异。子宫肌层厚度也是影响 IVF 的关键因素，肌层 ≥ 2.5cm 的种植、临床妊娠和活产率都明显低于肌层 < 2.0cm 和肌层 2.0 ～ 2.49cm 者。肌层 ≥ 2.5cm 和肌层 2.0 ～ 2.49cm 中超声提示为子宫腺肌病者 IVF-ET 的不良结局率明显升高。

对于子宫腺肌病患者拟行辅助生育技术，需要提高诊断的准确性，并认真评估疾病的严重程度，充分告知患者辅助生育成功率偏低。一篇纳入 17 项研究的 Mate 分析显示：子宫腺肌病患者 IVF/ISCI 的临床妊娠率是 40.5%，非子宫腺肌病患者 IVF/ISCI 的临床妊娠率是 49.8%；临床妊娠的相对风险率为 0.37（95%CI：0.15 ～ 0.29）至 1.20（95%CI：0.58 ～ 2.45）。子宫腺肌病流产率为 31.9%，非子宫腺肌病流产率为 14.1%；流产的相对风险率为 0.57（95%CI：0.15 ～ 2.17）至 18.0（95%CI：4.08 ～ 79.47）。子宫腺肌病的 IVF/ISCI 结局不良归于临床妊娠率和种植率下降，早期妊娠丢失率增加。在辅助生育操作前建议仔细筛选是否为子宫腺肌病，长降调方案可能对子宫腺肌病患者有帮助。

子宫腺肌病与子宫内膜异位症（EMs）存在一定相似性，EMs 可以影响子宫内膜容受性，干扰胚胎着床，进而影响辅助生育技术的生育率。GnRha 能够改善生殖内环境，从而提高妊娠率。从这点看子宫腺肌病和子宫内膜异位症因相同的原因使得辅助生育成功率低，两者的解决办法也应该相似。关于子宫内膜异位症有研究显示，应用黄体期超长降调方案不仅可以提高妊娠率和受精率、减少周期取消率，还能降低卵巢过度刺激综合征（OHSS）发生率，对 EMs 患者行 IVF 助孕是经济有效的办法。因子宫腺肌病和子宫内膜异位症引起辅助生育成功率低原因相似，故推测这种方案也应适合子宫腺肌病患者。

综上所述，子宫腺肌病患者辅助生育成功率比非子宫腺肌病患者低，助孕前充分告知患者，选择方案时尽量选择黄体期超长降调方案。

总之，子宫腺肌病由于疾病本身的原因造成生育困难，子宫腺肌病合并不孕的治疗方式目前没有达成一致的共识，需要妇产科各个亚学科医师共同努力。目前较常用的方法有：①对于弥漫性子宫腺肌病可首选注射 GnRha，但其治疗作用可逆，所以停药后 6 个月应积极选择辅助生育；②如为腺肌瘤可选择保守性手术，但联合应用 GnRha 更值得推荐；③子宫动脉栓塞术要注意其对卵巢功能和内膜的影响，自然受孕时间应选择在术后 1 ~ 2

年内；④子宫腺肌病患者辅助生育时要充分告知妊娠率、活产率较非子宫腺肌病患者低，方案尽量选择黄体期超长降调方案；⑤高强度聚焦超声消融术及二甲双胍也是治疗有生育要求的子宫腺肌病患者的新方法，但还需要进一步临床研究。

参考文献

1. Kitawaki J, Kusuki I, Yamanaka K, et al. Maintenance therapy with dienogest following gonadotropin-releasing hormone agonist treatment for ednometriosis. Associated pelvic pain. Eur J Obstet Gynecol Repord Biol, 2011, 157 (2): 212-216.

2. Mo Y, Peng P, Zhou R, et al. Regulation of gonadotropin-releasing hormone (GnRh) receptor-I expression in the pituitary and ovary by a GnRh agonist and antagonist. Rrprod Sci, 2010, 17 (1): 68-77

3. Maheshwari A, Gurunath S, Fatima F, et al. Adenomyosis and subfertility: a systematic review of prevalence, diagnosis, treatment and fertility outcomes. Human Reproduction Update, 2012, 18 (4): 374-392.

4. Xue J, Zhang H, Liu W, et al. Metformin inhibits growth of eutopic stromal cells from adenomyotic endometrium via AMPK activation and subsequent inhibition of AKT phosphorylation: a possible role in the treatment of adenomyosis. Reproduction, 2013, 146 (4): 397-406

5. 李雷，冷金华. 子宫腺肌病对生育影响及其治疗研究进展. 中国实用妇科与产科杂志，2012，28 (12)：953-955.

中国医学临床百家

6.朱军义.单纯子宫腺肌病病灶切除术后联合促性腺激素释放激素激动剂治疗子宫腺肌病的疗效观察.临床医学，2013，33（8）：86-87.

7. Popovic M，Puchner S，Berzaczy D，et al. Uterine artery embolization for the treatment of adenomyosis：a review. J Vasc Interv Radiol，2011，22（7）：901-901.

8.沈丹，祝育德，肖贤，等.腹腔镜下保守手术与子宫动脉栓塞术治疗子宫腺肌症疗效比较.川北医学院学报，2011，26（6）：513-517.

9. Zhihong N，Yun F，Pinggui Z，et al. Cytokine profiling in the eutopic endometrium of adenomyosis during the implantation window after ovarian stimulation. Reprod Sci，2016，23（1）：124-133.

10. Yan L，Ding L，Tang R，et al. Effect of adenomyosis on in vitro fertilization/ intracytoplasmic sperm injection outcomes in infertile women：a retrospective cohort study. Gynecol Obstet Invest，2014，77（1）：14-18.

11. Youm HS，Choi YS，Han HD. In vitro fertilization and embryo transfer outcomes in relation to myometrial thickness. J Assist Reprod Genet，2011，28（11）：1135-1140.

12. Vercellini P，Consonni D，Dridi D，et al. Uterine adenomyosis and in vitro fertilization outcome：a systematic review and meta-analysis. Hum Reprod，2014，29（5）：964-977.

13.廖月婵，吴日然，林晓丽，等.黄体期改良超长方案在子宫内膜异位症患者 IVF 中的应用.生殖与避孕，2013，33（6）：402-404.

（门晓亮　孙爱军）

子宫腺肌病的重要指南和诊治流程罕见，多为经验性总结

子宫内膜异位症是指子宫内膜组织（腺体和间质）在子宫腔被覆内膜及子宫以外的部位出现、生长、浸润，反复出血，继而引发疼痛、不孕及结节或包块等。子宫肌层内存在子宫内膜腺体和间质，在激素的影响下发生出血、肌纤维结缔组织增生，形成弥漫性病变或局限性病变，即子宫腺肌病，也可局灶形成子宫腺肌瘤。病灶内部可以出现含咖啡色液体的囊腔，如果囊腔直径＞5mm称为囊性子宫腺肌病。由于二者从临床表现到治疗学上存在高度相似性，很多学者认为是同一起源的疾病，发病以"在位内膜决定论"为主要学说。但腺肌病诊断、治疗争议较多，缺少统一共识和指南。

56. 中华医学会《子宫内膜异位症的诊治指南（2015）》仅有一节和子宫腺肌病有关

2015 年中华医学会妇产科学分会子宫内膜异位症协作组发布了《子宫内膜异位症的诊治指南》的最新版本，其中有一节和子宫腺肌病有关。指南认为，子宫腺肌病虽然较少见，但可以发生于年轻妇女，患者常有明显的痛经，有时需要与残角子宫积血鉴别。子宫腺肌病的病因不清，当子宫内膜受到损伤，基底层内膜可直接侵入子宫肌层内生长，可能与子宫内膜基底层损伤有关。一般认为妊娠、刮宫术、人工流产手术及分娩可能是损伤子宫内膜基底层的主要原因。子宫内膜-肌层结合带内环境稳定性遭到破坏，基底层防御功能减退可能参与了发病，其他包括血管淋巴管播散、上皮化生、雌激素、孕激素和催乳素也参与了发病过程。

指南认为子宫腺肌病的临床表现包括：①痛经：半数以上患者有继发性痛经，渐进性加重；②月经异常：月经过多、经期延长或不规则出血；③不孕；④子宫增大：多为均匀性增大，呈球形，也可为突起不平、质硬。可合并子宫肌瘤和子宫内膜异位症。子宫腺肌病的诊断根据症状、盆腔检查及以下的辅助检查可做出初步诊断：①超声检查显示子宫增大、肌层增厚，后壁更明显，子宫内膜线前移。病变部位为等回声或回声增强，其间可见点状低回声，病灶与周围无明显界限。② MRI 检查显示子宫内存在界限不清、信号强度低的病灶，T2 加权成像可有高信号强度的病灶，子宫内膜–肌层结合带变宽，＞ 12mm。③血清 CA125 水平多数可升高。④病理检查是诊断的"金标准"。子宫腺肌病的治疗应视疾病的严重程度、患者的年龄及有无生育要求而定。

（1）期待疗法：用于无症状、无生育要求者。

（2）药物治疗：用法同子宫内膜异位症治疗。对于年轻、希望保留子宫者使用口服避孕药或 LNG-IUS；子宫增大明显或疼痛症状严重者，可应用 GnRha 治疗 3～6 个月后，再使用口服避孕药或 LNG-IUS。LNG-IUS 治疗初期部分患者会出现淋漓出血、LNG-IUS 下移甚至脱落等，需加强随诊。某些中药对痛经有明显的缓解作用，可以试用。

（3）手术治疗：年轻要求保留生育功能者可以进行病灶切除或子宫楔形切除术，也可合并使用子宫动脉阻断术；无生育要求伴月经量增多者，可行子宫内膜去除术；痛经明显者可以考虑子宫动脉栓塞术；对已经完成生育，年龄较大而症状明显者应行子宫切除术，可根治本病。

（4）合并不孕的治疗：对于有生育要求的子宫腺肌病患者，可选择药物治疗（GnRha）或保守性手术加药物治疗后积极行辅助生殖技术治疗。应注意保守性手术后妊娠子宫破裂的风险。对于无生育要求者，可选择药物治疗长期控制症状或保守性手术加药物治疗，也可切除子宫。

除了国内指南，英文文献有关子宫腺肌病的共识和总结较为少见。2016 年《Journal of Minimally Invasive Gynecology》发表了一项子宫腺肌病临床综述，提出了一些诊疗流程。本篇就英文文献中已经发表的相关内容进行相关指南和诊治流程介绍，以及子宫腺肌病病生理、临床表现、诊断和治疗的较高级别证据。

57. 我们对子宫腺肌病病理、生理及临床表现进行了总结

有关子宫腺肌病的病理发生有多种猜想，其中一种学说认为子宫腺肌病起源自内膜基底层侵入肌层。此外，局部高雌激素状态和肌层蠕动过度或蠕动异常的机械力也可能有助于这个过程。尽管内膜的内在特点可能是子宫腺肌病发病的因素，近期的观察发现肌层也在子宫腺肌病生理中扮演了重要角色。子宫腺肌病中来自子宫的平滑肌细胞和正常子宫的平滑肌细胞在超微结构上存在差异。内膜沿着淋巴管侵入的证据较少。子宫腺肌病中在位内膜的特点包括微血管密度增加了 10 倍等。值得注意的是，甾体抑制剂和催乳素能够在动物模型中诱导子宫腺肌病。在不育和产科综合征（晚期流产、早产、胎儿发展迟缓和先兆子痫）中同时出现子宫内膜异位症和子宫腺肌病病灶，提示子宫起病的可能性，因此在可疑病例中应考虑腹腔镜和子宫影像学检查。表 3 是子宫腺肌病一些可能相关的高危因素。

表 3　子宫腺肌病可能的高危因素

高危因素	统计学差异
雌激素暴露	
平均年龄	子宫腺肌病和平滑肌瘤诊断时平均年龄分别为 (41.0±6.4) 岁 *vs.* (44.4±4.8) 岁 ($P < 0.001$)
早初潮 (≤10 岁)	发生率 (OR=1.59，95%CI: 1.26 ～ 2.01)
月经周期短 (≤24 天)	发生率 (OR=1.46，95%CI: 1.13 ～ 1.89)
既往口服避孕药应用史	发生率 (OR=1.54，95%CI: 1.28 ～ 1.82)
BMI 增加	
25 ～ 29.9	发生率 (OR=1.30，95%CI: 1.11 ～ 1.51)
≥30	发生率 (OR=1.35，95%CI: 1.12 ～ 1.62)
他莫昔芬应用史	有应用史和没有应用史的患者中组织学确诊病例分别为 53.6% *vs.*18.2% (P=0.019)
产次	发生率 (OR=1.80，95%CI: 1.47 ～ 2.20) 分娩次数≥2 次 (OR=3.1，95%CI：1.7 ～ 5.5)
终止妊娠史	子宫腺肌病患者 *vs.* 没有子宫腺肌病和子宫肌瘤患者的 OR=4.35，95%CI: 1.19 ～ 15.99 (P=0.03) ≥1 次自然流产 *vs.* 没有患者的 OR=1.7，95%CI：1.1 ～ 2.6
既往子宫手术史	子宫腺肌病患者 *vs.* 平滑肌瘤患者为 60.5% *vs.* 26.1% (P=0.039) 反复诊刮患者 *vs.* 没有诊刮患者的 OR=2.2，95%CI：1.4 ～ 4.0

　　子宫腺肌病恶变十分罕见。文献中报道了 44 例子宫腺肌病转化的子宫内膜癌病例，大部分为内膜样癌，还有一小部分为浆液性癌、透明细胞癌和分化差的腺癌，绝大部分为绝经后女性。

绝经前女性子宫腺肌病恶性变的情况极端罕见。绝大部分癌灶中有 ER、PR、COX-2 和 CA125 阳性，但是晚期癌症和分化差的病变反而雌激素受体和孕激素受体阴性、p53 阳性。表 4 是子宫腺肌病的症状和表现。

表 4　子宫腺肌病的症状和表现

症状和表现		发生率
症状	经量过多	40%～50%
	深部病灶	36.8%
	中间病灶	13.3%
	痛经	15%～30%
	深部病灶	77.8%
	中间病灶	12.5%
	慢性盆腔痛	76.9%
	无症状	33%
	性交痛	7%
表现	子宫增大	30%（绝大部分为轻度增大）
	子宫触痛	子宫腺肌病患者中子宫触痛的比例显著增加
	不育	11%～12%
	相关子宫异常	
	平滑肌瘤	50%
	子宫内膜异位症	11%
	内膜息肉	7%

宫腔镜下异常发现：内膜不规则，伴有内膜缺陷、囊腔这些发现可能和子宫腺肌病有关出血性病灶和血管异常

58. 我们对子宫腺肌病的诊断进行了总结

2009 年一项系统性回顾和荟萃分析纳入所有全子宫切除后组织学诊断子宫腺肌病的研究，结果发现经阴道超声预测子宫腺肌病的可能性比率为 4.67（95%CI：3.13 ～ 6.17）。总体上在全子宫切除的标本中子宫腺肌病的发生率为 27.9%（95%CI：25.5% ～ 30.3%）。经阴道超声异常发现诊断子宫腺肌病的可能性为 66.2%（95%CI：61.6% ～ 70.6%），而正常发现中子宫腺肌病的可能性仅有 9.1%（95%CI：7.3 ～ 11.1）。但是一项荟萃分析和系统性回顾发现，各个研究之间子宫腺肌病诊断的超声影像学存在的异质性实在太过巨大，以至于无法汇总数据进行统计，难以得出子宫腺肌病准确的影像学特点。2015 年一项"子宫形态超声学评估共识声明"对子宫肌瘤和子宫腺肌病在内的子宫病变的名词、定义和测量进行了细致描述，包括子宫肌层、结合带和形态的描述，以及回声、声影、病灶等专门术语的描述。图 4 是典型子宫腺肌病超声学的图示。

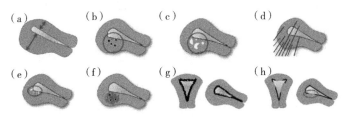

图 4 典型子宫腺肌病超声学图（彩图见彩插 3）

注：（a）肌层不对称增厚；（b）囊肿；（c）高回声岛；（d）扇形声影；（e）内膜下回声线（即光条纹）；（f）病灶内血管；（g）不规则结合带；（h）破坏的结合带。

表 5 总结了 MRI 和经阴道超声诊断子宫腺肌病的准确性。

表 5 经阴道超声和 MRI 诊断子宫腺肌病的准确性

项目	经阴道超声	MRI
敏感性	72%（95%*CI*：65% ～ 79%）	77%（95%*CI*：67% ～ 85%）
特异性	81%（95%*CI*：77% ～ 85%）	89%（95%*CI*：84% ～ 92%）
阳性似然比	3.7（95%*CI*：2.1 ～ 6.4）	6.5（95%*CI*：4.5 ～ 9.3）
阴性似然比	0.3（95%*CI*：0.1 ～ 0.5）	0.2（95%*CI*：0.1 ～ 0.4）

经阴道超声有关子宫腺肌病的发现包括：

（1）子宫增大：子宫球形增大，总体上不超过妊娠 12 周大小，难以用子宫肌瘤解释。

（2）肌层内囊性无回声空间或"湖"，大小不一，可在全肌层中出现。肌层近浆膜部分的囊性变可能表现为小的弓形静脉。多普勒超声可进行鉴别诊断。

（3）子宫壁增厚：这种增厚往往前后不对称，尤其是病灶局限。

（4）内膜下线性光条纹回声：内膜腺体侵入内膜下组织，导致增生反应，超声下表现为从内膜层扇形散开的线性光条纹回声。

（5）不均质回声结构：肌层缺少均质性、结构紊乱。这种发现是预测子宫腺肌病的最好指标。

（6）内膜-肌层界限不明确：肌层被腺体浸润会模糊正常且

明显的内膜-肌层界限。

（7）结合带增厚：结合带是内膜层围绕的低回声结构，结合带厚度≥ 12mm 提示子宫腺肌病。

MRI 诊断子宫腺肌病的主要标准包括：

（1）结合带厚度≥ 12mm。

（2）结合带 / 内膜厚度最大比例为 40% ～ 50%。

（3）局灶高 T2 信号强度和（或）高 T1 脂肪频率饱和抑制（Fat-Sat，FS）强度。

59. 我们对子宫腺肌病的药物治疗进行了总结

一般认为，对于子宫腺肌病和痛经患者，如果暂时没有生育要求、不愿手术治疗者则应考虑 LNG-IUS 治疗，可有效控制痛经和经量过多。对于接受辅助生育的女性，GnRha 处理的长周期降调节方案似乎能够改善妊娠结局。表 6 是药物治疗效果和不良反应的总结。

表 6　子宫腺肌病 / 子宫内膜异位症药物治疗的总计

药物	症状控制	不良事件
选择性雌激素受体调节剂	不满意	耐受较好，潮热，腿部痉挛，高凝状态
选择性孕激素受体调节剂	很好至极好	耐受较好，头痛，恶心，乏力和晕厥
孕激素	很好至极好	不规则出血，恶心 / 呕吐，情绪变化，潮热，体重增加

中国医学临床百家

药物	症状控制	不良事件
孕三烯酮	很好	脂溢性皮炎，多毛症，体重增加，代谢综合征风险，如血清胆固醇脂蛋白分布异常
芳香化酶抑制剂	不满意至较好	常见和难以忍受的低雌激素效应，包括血管舒缩综合征、生殖系萎缩和情绪不稳定，对骨健康也有负面影响，还可能影响心血管健康
口服短效避孕药	很好至极好	不规则出血，高凝状态，恶心／呕吐，头痛
达那唑	很好至极好	脂溢性皮炎，多毛症，体重增加，代谢综合征风险如血清胆固醇脂蛋白分布异常
左炔诺孕酮宫内缓释系统	极好	不规则出血，腹痛
GnRha	极好	常见和难以忍受的低雌激素效应，包括血管舒缩综合征、生殖系萎缩和情绪不稳定，对骨健康也有负面影响，还可能影响心血管健康

60. 我们对子宫腺肌病的手术治疗进行了总结

对没有生育要求的患者，全子宫切除是最有效的手术方案。宫腔镜病灶切除或消融对症状性子宫腺肌病有效，但存在复发风险。弥漫性广泛子宫腺肌病病灶的开腹手术只能由有经验的医师进行。所有子宫腺肌病术后妊娠的情况都需要密切监护并观察，因为存在子宫破裂的风险。2014 年一项系统性回顾将保留子宫的子宫腺肌病手术治疗分为两类（表 7）。Ⅰ型手术即完全切除子宫腺肌病病灶，Ⅱ型手术是尽可能切除子宫腺肌病病灶的操作，类似于晚期卵巢癌的肿瘤细胞减灭术。完全切除子宫腺肌病病灶后的痛经缓解率、出血过多控制率和妊娠率分别为 82.0%、68.8% 和 60.5%；部分切除子宫腺肌病病灶后的痛经缓解率、出血过多控制率和妊娠率分别为 81.8%、50.0% 和 46.9%。研究者认为保留子宫的腺肌病治疗及其变体形式是可行的、有效的。但哪种治疗方法最优，治疗后合并症发生情况及其处理以及病灶切除与妊娠合并症关系等重大问题仍待设计良好的对照研究进行探索分析。Ⅱ型手术对于子宫肌层和解剖结构的破坏程度超过Ⅰ型，妊娠后子宫破裂的潜在风险更高一些。此外，其他合并症如盆腔粘连、子宫畸形、宫内粘连、子宫容受性下降等也是需要考虑的问题。恰当的、良好的手术技巧也可能改善手术效果。术前合理的用药处理也有益于手术治疗。

表 7　子宫腺肌病保留子宫的保守性手术治疗分类

特点	Ⅰ型	Ⅱ型
可能的候选者	局灶子宫腺肌病病灶	弥散子宫腺肌病病灶
切除范围	完全切除	尽量切除可及的病灶
理论上的病灶残留	没有	可能残留
手术技巧	较为容易	更加困难
进入宫腔的风险	较低	较高
破坏功能性肌层的风险	较低	较高
维持子宫完整性	通常可以实现	有可能实现
妊娠后子宫破裂风险	较低	可能较高
症状控制	很好至极好	可以至较好
保留生育可能	较高	可能较低

这些手术类型的妊娠结局参见表 8。

表 8　子宫腺肌病保留子宫的保守性手术术后的妊娠结局

参数	Ⅰ 型	Ⅱ 型
自然妊娠率	49.0%	46.9%
辅助生育妊娠率	11.6%	0
总体妊娠率	60.5%	46.9%
流产率	16.9%	26.7%
早产率	7.9%	0
足月产率	74.2%	66.7%
总体分娩率	82.0%	66.7%

61. 我们对子宫腺肌病与妊娠的关系进行了总结

子宫腺肌病对于生育的影响存在很多争议。2012 年一项系统性回顾对子宫腺肌病和不育的关系进行了总结。结果发现，有关子宫腺肌病流行病学和不育之间的相关性证据非常少。MRI 和超声诊断子宫腺肌病的准确性是类似的 [曲线下面积（AUC）分别为 0.91 和 0.88]。绝大部分有关子宫腺肌病治疗的研究都是非对照研究，报道的结果都是系列病例的结果，因此不同治疗对于生育力的真正影响仍然未知。子宫腺肌病对于 IVF 成功性的影响有不同的报道。对照研究发现，超声诊断子宫腺肌病的患者在进行体外受精-胚胎移植或细胞内单精子注射的辅助生育过程中，其胚胎种植率与对照组是相似的，活产率也没有明显差别。

Martínez-Conejero 等发现，子宫腺肌病患者和正常女性的内膜在胚胎种植窗口时间内基因表达的模式是相似的，也就是说子宫腺肌病并不影响胚胎着床，但是和正常对照组，以及子宫腺肌病＋子宫内膜异位症组相比，子宫腺肌病组的患者流产率显著增加，原因并不清楚，胚胎种植窗口时间外相关基因表达的异常可能与之相关。子宫腺肌病在辅助生育后会破坏生育结局，子宫腺肌病程度和异常子宫收缩之间的剂量-效应相关性也得到初步证实。2014 年的一项荟萃分析发现，合并子宫腺肌病的患者接受 IVF/ICSI 后临床妊娠率要比没有子宫腺肌病的患者降低 28%（RR=0.72，95%CI：0.55 ～ 0.95），早期妊娠的流产风险也会增加（RR=2.12，95%CI：1.20 ～ 3.75），长周期降调节方案的保护效果还需进一步探索。表 9 是子宫腺肌病不育女性进行辅助生育治疗后的妊娠结局。

表 9　子宫腺肌病不育女性进行辅助生育治疗后的妊娠结局

参数	子宫腺肌病不育女性	没有子宫腺肌病的不育女性
每次胚胎移植后着床率	18.8% ～ 31.0%	≥ 30%
临床妊娠率	19.0% ～ 59.5%（累积妊娠率 40.5%）	26.3% ～ 74.2%（累积妊娠率 49.8%）
流产率	10.0% ～ 66.7%（累积流产率 32.0%）	2.8% ～ 46.7%（累积流产率 14.1%）
活产率	10.5% ～ 39.6%（累积活产率 26.8%）	20.8% ～ 61.6%（累积活产率 37.1%）

严重的子宫腺肌病和（或）子宫腺肌瘤（子宫体积或病灶巨大，病变弥漫）势必破坏正常妊娠及辅助生育成功的机会，需要临床干预。荟萃分析发现，对于深部浸润性子宫内膜异位症，如果合并子宫腺肌病，手术严重合并症发生率上升，术后妊娠率将显著下降（11.9% vs. 43.0%，*RR*=0.32，95%*CI*：0.16 ～ 0.66）。目前对于保留生育功能的子宫腺肌病治疗方案尚无共识。已经发现多种方案联合治疗在部分患者中可以成功恢复生育力，包括保守性手术、辅助生育和激素治疗等。图 5 是子宫腺肌病相关不育女性的处理流程。

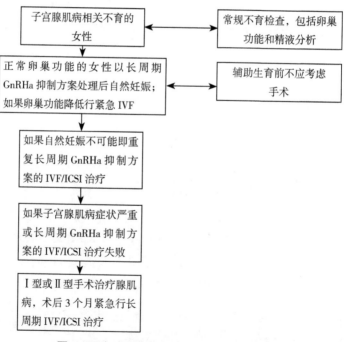

图5　子宫腺肌病相关不育女性的处理流程

总之，由于子宫腺肌病高质量的临床研究数量和规模都非常有限，由此得出的高级别循证医学证据和相关指南也非常局限。随着对照研究的开展和证据的积累，相关诊治共识和指南必将不断更新和升级。但是临床诊疗的最终目标仍是个体化治疗。一项发表于《Journal of Minimally Invasive Gynecology》的综述，从一例 28 岁子宫腺肌病患者开始，根据多学科专家意见，逐渐形成了有关诊治的决策流程，成为个体化治疗非常精彩的例子。有意思的是，这篇文章的名字正好是《腺肌病：患者需要什么呢?》。

参考文献

1. 中华医学会妇产科学分会子宫内膜异位症协作组 . 子宫内膜异位症的诊治指南 . 中华妇产科杂志，2015，50（3）：161-169.

2. Liu H，Lang JH. Is abnormal eutopic endometrium the cause of endometriosis. The role of eutopic endometrium in pathogenesis of endometriosis. Med Sci Monit，2011，17（4）：RA92-99.

3. Struble J，Reid S，Bedaiwy MA. Adenomyosis：A Clinical Review of a Challenging Gynecologic Condition. J Minim Invasive Gynecol，2016，23（2）：164-185.

4. Benagiano G，Habiba M，Brosens I. The pathophysiology of uterine adenomyosis：an update. Fertil Steril，2012，98（3）：572-579.

5. Koike N，Tsunemi T，Uekuri C，et al. Pathogenesis and malignant transformation of adenomyosis（review）. Oncol Rep，2013，29（3）：861-867.

6. Dartmouth K. A systematic review with meta-analysis: the common sonographic characteristics of adenomyosis. Ultrasound, 2014, 22 (3): 148-57.

7. Van den Bosch T, Dueholm M, Leone FP, et al. Terms, definitions and measurements to describe sonographic features of myometrium and uterine masses: a consensus opinion from the Morphological Uterus Sonographic Assessment (MUSA) group. Ultrasound Obstet Gynecol, 2015, 46 (3): 284-298.

8. Levy G, Dehaene A, Laurent N, et al. An update on adenomyosis. Diagn Interv Imaging, 2013, 94 (1): 3-25

9. 李雷, 冷金花, 戴毅, 等. LNG-IUS 治疗子宫腺肌病相关重度痛经的前瞻性研究. 中华妇产科杂志, 2016, 51 (5): 345-351.

10. Ozdegirmenci O, Kayikcioglu F, Akgul MA, et al. Comparison of levonorgestrel intrauterine system versus hysterectomy on efficacy and quality of life in patients with adenomyosis. Fertil Steril, 2011, 95 (2): 497-502.

11. Streuli I, Dubuisson J, Santulli P, et al. An update on the pharmacological management of adenomyosis. Expert Opin Pharmacother, 2014, 15 (16): 2347-2360.

12. Tsui KH, Lee WL, Chen CY, et al. Medical treatment for adenomyosis and/or adenomyoma. Taiwan J Obstet Gynecol, 2014, 53 (4): 459-465.

13. Osada H, Silber S, Kakinuma T, et al. Surgical procedure to conserve the uterus for future pregnancy in patients suffering from massive adenomyosis. Reprod Biomed Online, 2011, 22 (1): 94-99.

14. Pepas L, Deguara C, Davis C. Update on the surgical management of adenomyosis. Curr Opin Obstet Gynecol, 2012, 24 (4): 259-264.

15. Grimbizis GF，Mikos T，Tarlatzis B. Uterus-sparing operative treatment for adenomyosis. Fertil Steril，2014，101（2）：472-487.

16. Horng HC，Chen CH，Chen CY，et al. Uterine-sparing surgery for adenomyosis and/or adenomyoma. Taiwan J Obstet Gynecol，2014，53（1）：3-7.

17. Tsui KH，Lee FK，Seow KM，et al. Conservative surgical treatment of adenomyosis to improve fertility：Controversial values，indications，complications，and pregnancy outcomes. Taiwan J Obstet Gynecol，2015，54（6）：635-640.

18. Benagiano G，Brosens I，Habiba M. Adenomyosis：a life-cycle approach. Reprod Biomed Online，2015，30（3）：220-232.

19. Maheshwari A，Gurunath S，Fatima F，et al. Adenomyosis and subfertility：a systematic review of prevalence，diagnosis，treatment and fertility outcomes. Hum Reprod Update，2012，18（4）：374-392.

20. Costello MF，Lindsay K，McNally G. The effect of adenomyosis on in vitro fertilisation and intra-cytoplasmic sperm injection treatment outcome. Eur J Obstet Gynecol Reprod Biol，2011，158（2）：229-234.

21. Martínez-Conejero JA，Morgan M，Montesinos M，et al. Adenomyosis does not affect implantation，but is associated with miscarriage in patients undergoing oocyte donation. Fertil Steril，2011，96（4）：943-950.

22. Tomassetti C，Meuleman C，Timmerman D，et al. Adenomyosis and subfertility：evidence of association and causation. Semin Reprod Med，2013，31（2）：101-108.

23. Vercellini P，Consonni D，Dridi D，et al. Uterine adenomyosis and in vitro

fertilization outcome：a systematic review and meta-analysis. Hum Reprod, 2014, 29 (5)：964-977.

24. Vercellini P, Consonni D, Barbara G, et al. Adenomyosis and reproductive performance after surgery for rectovaginal and colorectal endometriosis：a systematic review and meta-analysis. Reprod Biomed Online, 2014, 28 (6)：704-713.

25. Alabiso G, Alio L, Arena S, et al. Adenomyosis：What the Patient Needs. J Minim Invasive Gynecol, 2016, 23 (4)：476-488.

（李　雷　孙爱军）

出版者后记

Postscript

1 年时间, 365 个日夜, 300 位权威专家对每本书每个细节的精雕细琢, 终于, 我们怀着忐忑的心情迎来了《中国医学临床百家》丛书的出版。我们科学技术文献出版社自 1973 年成立即开始出版医学图书, 40 余年来, 医学图书的内容和出版形式都发生了很大变化, 这些无一不与医学的发展和进步相关。

近几年, 中国的临床医学有了很大的发展, 在国际医学领域也开始崭露头角。以北京天坛医院牵头的 CHANCE 研究成果改写美国脑血管病二级预防指南为标志, 中国一批临床专家的科研成果正在走向世界。但是, 这些权威临床专家的科研成果多数首先发表在国外期刊上, 之后才在国内期刊、会议中展现。如果出版专著, 又为多人合著, 专家个人的观点和成果精华被稀释。

为改变这种零落的展现方式, 作为科技部所属的唯一一家出版机构, 我们有责任为中国的临床医生提供一个系统展示临床研究成果的舞台。为此, 我们策划出版了这套高端医学专著——《中国医学临床百家》丛书。"百家"既指临床各学科的权威专家, 也取百家争鸣之义。

丛书中每一本书阐述一种疾病的最新研究成果及专家观点，按年度持续出版，强调医学知识的权威性和时效性，以期细致、连续、全面展示我国临床医学的发展历程。与其他医学专著相比，本丛书具有出版周期短、持续性强、主题突出、内容精练、阅读体验佳等特点。在图书出版的同时，同步通过万方数据库等互联网平台进入全国的医院，让各级临床医师和医学科研人员通过数据库检索到专家观点，并能迅速在临床实践中得以应用。

在与专家们沟通过程中，他们对丛书出版的高度认可给了我们坚定的信心。北京协和医院邱贵兴院士表示"这个项目是出版界的创新……项目持续开展下去，对促进中国临床学科的发展能起到很大作用"。北京大学第一医院霍勇教授认为"百家丛书很有意义"。复旦大学附属华山医院毛颖教授说"中国医学临床百家给了我们一个深度阐释和抒发观点的平台，我愿意将我的学术观点通过这个平台展示出来"。我们感谢这么多临床专家积极参与本丛书的写作，他们在深夜里的奋笔，感动着我们，鼓舞着我们，这是对本丛书的巨大支持，也是对我们出版工作的肯定，我们由衷地感谢！

在传统媒体与新兴媒体相融合的今天，打造好这套在互联网时代出版与传播的高端医学专著，为临床科研成果的快速转化服务，为中国临床医学的创新及临床医师诊疗水平的提升服务，我们一直在努力！

科学技术文献出版社

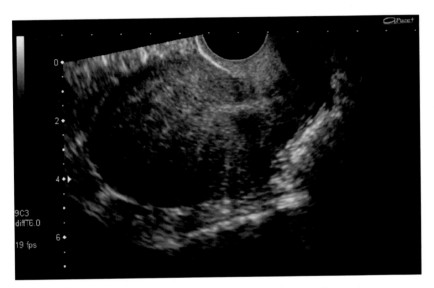

彩插 1　弥漫性子宫腺肌病（见正文 042 页）

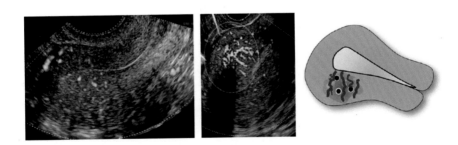

彩插 2　局限性子宫腺肌病（见正文 042 页）

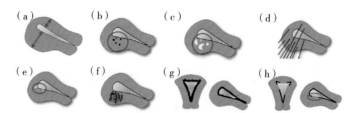

彩插 3　典型子宫腺肌病超声学图（见正文 163）

注：（a）肌层不对称增厚；（b）囊肿；（c）高回声岛；（d）扇形声影；（e）内膜下回声线（即
　　光条纹）；（f）病灶内血管；（g）不规则结合带；（h）破坏的结合带。